Won Lee

Safe Filler Injection Techniques

An Illustrated Guide

玻尿酸安全注射技术

图解指南

编　著　〔韩〕李　沅

主　译　吴晓军

副主译　林立荃　殷莉波　彭　腾　张京伟

天津出版传媒集团

天津科技翻译出版有限公司

著作权合同登记号:图字:02-2023-137

图书在版编目(CIP)数据

玻尿酸安全注射技术 : 图解指南 / (韩)李沅编著;
吴晓军主译. —天津:天津科技翻译出版有限公司,
2024.3
书名原文: Safe Filler Injection Techniques: An
Illustrated Guide
ISBN 978-7-5433-4419-8

Ⅰ.①玻… Ⅱ.①李… ②吴… Ⅲ.①透明质酸酶-
注射-美容术-图解 Ⅳ. ①R622-64

中国国家版本馆 CIP 数据核字(2024)第 013039 号

授权单位: Springer Nature Singapore Pte Ltd.
出　　版: 天津科技翻译出版有限公司
出 版 人: 刘子媛
地　　址: 天津市南开区白堤路 244 号
邮政编码: 300192
电　　话: 022-87894896
传　　真: 022-87893237
网　　址: www.tsttpc.com
印　　刷: 天津新华印务有限公司
发　　行: 全国新华书店
版本记录: 787mm×1092mm 16 开本 5.25 印张 100 千字
2024 年 3 月第 1 版 2024 年 3 月第 1 次印刷
定价:68.00 元

(如发现印装问题,可与出版社调换)

译校者名单

主　译　吴晓军

副主译　林立荃　殷莉波　彭　腾　张京伟

译　者　(按姓氏汉语拼音排序)

崔三民　无锡市嘉如丽医疗美容门诊部

郭和嵘　上海芷妍医疗美容门诊部

韩宝三　上海交通大学医学院附属新华医院

李春锋　中国医科大学航空总医院口腔医学中心

李洛娜　青岛伊美尔医疗美容医院

林立荃　广州安美医疗美容门诊部

刘　颖　陕西西安高一生医疗美容医院

彭　腾　黑龙江艺星美容医院

蒲　玥　山西阳光中天医疗器械有限公司

王　曼　上海蔷薇阳光医疗美容门诊部

吴晓军　上海交通大学医学院附属第九人民医院

武悦萌　复旦大学附属华山医院

叶晏其　北京美莱医疗美容医院万柳分院

易生彬　唯易美皮肤医疗美容

殷莉波　浙江省中医院医疗美容科

张京伟　乐山经纬医学美容门诊部

作者简介

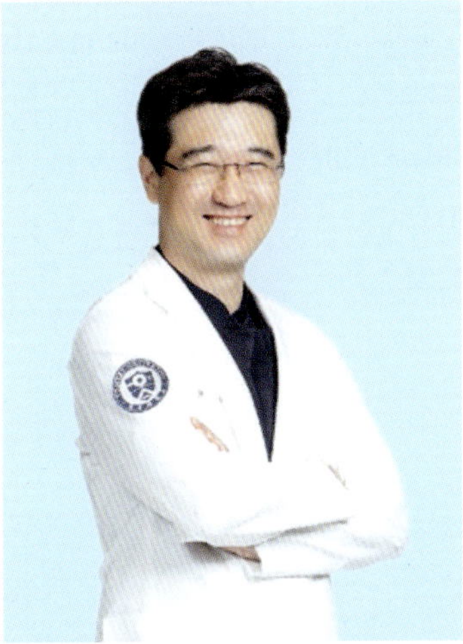

Won Lee，整形外科医生，在延世大学医学院和韩国首尔东国大学医学院分别获得医学博士和哲学博士学位。现为安阳延世E1整形外科诊所负责人。

Won Lee目前为韩国整形和重建外科医生学会会员，也是韩国微创整形外科学会会员。他从2019年春季开始撰写《填充剂并发症》(*Filler Complications*)，并发表了多篇与填充剂注射相关的论文，具体如下：

1. Novel technique of fller injection in the temple area using the vein detection device JPRAS 2018
2. Practical Guidelines for Hyaluronic Acid Soft-Tissue Filler Use in Facial Rejuvenation. Dermatol Surg 2019
3. Effectiveness of retrobulbar hyaluronidase injection in an iatrogenic blindness rabbit model using hyaluronic acid fller injection. PRS 2019
4. Nasal dorsum augmentation using soft tissue fller injection. JCD 2019
5. Soft tissue properties can be altered by a small diameter Dermatol Surg 2019
6. Ocular complications of soft tissue fller injections: A review of literature JCD 2019
7. Comments on "Update on Avoiding and Treating Blindness From Fillers: A Recent Review of the World Literature" ASJ 2020
8. Comparative Effectiveness of Different Interventions of Perivascular Hyaluronidase PRS 2020
9. Safe Doppler ultrasound-guided method for nasolabial fold correction with hyaluronic acid fller ASJ 2020
10. Prevention of hyaluronic acid fller-induced blindness IMCAS letter, Dermatologic therapy 2020
11. Comments on "Filler rhinoplasty based on anatomy: The dual plane technique" JPRAS 2020
12. Safe Glabellar Wrinkle Correction With Soft Tissue Filler Using Doppler Ultrasound ASJ 2020
13. Development and Usability of a Virtual Reality-Based Filler Injection Training System APS 2020
14. Doppler Ultrasonographic Anatomy of the Midline Nasal Dorsum APS 2020

15. Identifcation of a suitable layer for injecting calcium hydroxyapatite fllers in the hands JPRAS 2020
16. Comments on "Hyaluronidase: an overview of its properties, applications, and side effects" Archive PS 2020
17. Comparison of hyaluronic acid fller ejection pressure with injection force for safe fller injection JCD 2021
18. Aspiration revisited: Prospective evaluation of a physiologically pressurized model with animal correlation and broader applicability to fller complications ASJ 2021
19. Unexpected Bone Resorption in Mentum Induced by the Soft–Tissue Filler Hyaluronic Acid: A Preliminary Retrospective Cohort Study of Asian Patients PRS 2021
20. Aspiration Before Filler Injection: Rethinking the Paradigm? ASJ 2021

中文版序言

从国际第一款医疗美容面部注射填充剂产品上市至今，经过几十年的发展，因其安全性、对面部褶皱改善和对轮廓状态改变等即时效果的呈现，已经被越来越多的爱美人士所喜爱并接受，注射类医疗美容逐渐成为一种时尚趋势。

特别是近几年，随着我国经济的高速发展、人均可支配收入的不断提高，人们在对美好幸福生活向往的同时，也越来越注重对美和生活品质的追求，因此，医疗美容行业得到了快速发展。

医疗美容，顾名思义，首先属于医疗范畴，具有医疗性质，但因其兼具美学的范畴，同时又具有消费属性。在我国医疗美容行业蓬勃发展的今天，需要通过医学宣介、科普与行业监管来提升社会对医疗美容行业的认知。

鉴于医疗美容涉及人体的健康和生命安全，消费者应当选择具有医疗资质的正规医疗美容机构，同时要使用获得国家药品监督管理局批准的合规医疗器械产品或药品，并由专业的医生完成治疗。医疗美容的效果呈现应该是科学、医学和艺术的完美结合。

在我刚刚进入医疗美容行业时，非常有幸认识了吴晓军教授。吴晓军教授是国内最早开展注射医疗美容的专家之一，总结提出了“宁少勿多、宁深勿浅、深浅结合、少量多次、深多浅少”的注射美容安全原则。本着“医者仁心，爱心守护”的美好愿望，吴晓军教授组织成立了中国整形协会整形损伤救治康复分会并担任会长。他带领团队在普及临床注射安全，提高临床风险防范意识方面做了大量工作。他十几年如一日潜心专注于医美损伤修复临床救治的研究与指导，为推动注射医疗美容安全的社会公益与风险防范意识做出了卓越贡献。

医疗美容行业的发展离不开科学与医学技术的进步，高品质的产品通过医疗美容医生们的精湛技术和妙手慧心，使消费者达到更好的状态。作为医疗美容专家，吴晓军教授把韩国医疗美容专家李沅博士的著作介绍给大家，让更多从事医疗美容行业的同仁们以及爱美人士有机会通过这本著作，对注射类医疗美容有更多的认知和了解。

在此，感谢吴晓军教授和李沅博士！感谢致力于中国医疗美容行业发展的专家、医生以及医疗美容行业的同仁们！

简　军

2023年5月9日于北京

中文版前言

当前，医疗美容行业已进入高度精细化和专业化的竞争阶段，需要有创新、有洞察、有预见，才能更好地符合当前行业的发展需求。但无论如何，安全与技术一定是医疗的基础！特别是在医疗美容行业，风险防范必定是注射美容最重要的方面。我们求真理，讲理想，牢记使命，恪守法律法规，坚持“仁医、仁德、仁术”。未来医疗美容的发展，任重而道远！

“仁医、仁德、仁术”是白衣天使的魂。唯有自我约束、精益求精、技术过硬、遵循科学、敬重医疗、敬畏生命，才能彰显行业的发展和进步。同时，医学美容必须集多元化的视角，汇多学科的精华，整合多行业的智慧，才能碰撞出更多的灵感，才能取得更多的成果。只有牢记医者仁心，携手互助，才能做好医疗美容，这是医美人的使命。

此时此景，我不禁缅怀行业先驱宋儒耀、张涤生、高学书等多位教授。我的职业生涯是在他们的启蒙指导下开始的，他们在我的职业发展中有着巨大的影响。宋儒耀教授“复杂手术简单做，简单手术复杂设计与执行”的医学哲理，张涤生教授关于“美丽，是因为可爱才美丽，绝不是因为美丽才可爱”的犀利理念，以及高学书教授严谨细致、精益求精的风格，均令我终身受益且难忘！

医美无小事。吴晓军注射救治损伤修复团队再次向全社会发出远离“三非”的强烈呼吁，希望注射美容医生扎扎实实提高操作能力和学术水平，重视医疗美容风险防范，倡导行业内展开更多的交流与分享。只有同行间给予更多的支持和协助，更好地规避风险，才能减少医疗美容损伤，携手共筑“安全、有效、舒适、合理”的行业环境，更好地为医疗美容行业自律、有序、健康发展添砖加瓦。

注射填充治疗是目前面部年轻化非常重要的一环，其受众面广，技术要求高，风险相关环节常容易被忽视。本书系统地阐述了注射美容技术与风险防范，真诚地希望本书能够对中青年医生有所帮助，也希望我国的注射填充美容水平能更上一层楼。

借此机会，我要特别感谢一位朋友，爱美客技术发展股份有限公司的董事长简军女士。20年前，我国注射填充材料的发展刚刚起步时，简军女士做了大量有关的科学普及与教育，以及培训与探讨工作，让从业者认识产品，探讨技术，警惕风险。当年，我正是在她的引领下，总结了耳熟能详的注射填充八字原则，即“宁少勿多,宁深勿浅”。感谢爱美客公司在本书的翻译过程中给予的支持。

韩国医疗美容专家李沅博士是优秀的年轻一代医生,他努力致力于医疗美容技术的普及与提高,具有高超的临床专业能力。我非常认可他在临床应对注射风险的一些认识与经验体会，所以将本书翻译为中文版本，以供国内同行借鉴、学习、参考。感谢李沅博士的分享。

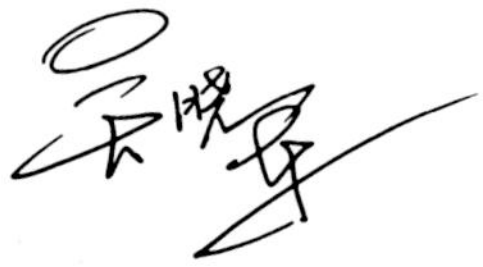

前　言

填充剂注射之所以被称为手术是因为你无法看到皮肤表面下的一切。所以，注射技术没有正确答案。但肯定有一些注射技术不应被实施，因为其与并发症直接相关。似乎有一些论文建议使用我认为不应被实施的注射技术。因此，本指南整理并推荐了有科学依据支持的技术。非常希望能够指导初学者使用本图解中的方法，从而避免使用错误的技术。

到目前为止，我已经撰写了40篇SCI论文，每一篇都对安全注射实践提出了参考意见。虽然我撰写了很多有关填充剂注射技术的论文，但我仍未找到正确的答案。但想象一下，如果你面前的患者是你的女儿，你肯定会采用最安全的技术。

正如所描述的，我想逐步展示安全技术，我还想展示有科学依据支持的技术。希望所有操作者都能掌握安全的注射技术，且不会出现并发症。

对于本书的出版，特别感谢 Yeo Myeung Yoon 的大力支持。

同样感谢 Seung Hyun、Hyun Ji 和 Jung Youn。

Won Lee

韩国安阳京畿道

专家推荐

微创技术基于临床解剖学。在过去,解剖学是基础医学科目之一,但如今,解剖学已经演变成为临床过程的基础。好的临床结果源于充分理解复杂解剖学知识及其与并发症的关系。

本书基于最新的基础科学论文和临床经验。对于初学者,本书通过图片描述每个过程,根据临床解剖图解和深奥的解剖学知识来介绍适应证。毫无疑问,读者可在本书的帮助下安全地进行填充剂注射。

——金熙真,韩国延世大学教授

美容外科是艺术与科学的结合。虽然无法衡量"艺术"部分,但你可以通过阅读医学论文来衡量"科学"部分。

李医生是我认识的最好的整形外科医生之一。他对填充材料的细节把控和对知识的追求是无与伦比的。

——李进良,中国台湾嘉仕美整形外科诊所院长

祝贺您再次取得巨大成功,并感谢您的努力。本书包含了李博士科学研究的全部要点,将成为有关填充剂注射的指南。书中介绍的填充剂注射知识将帮助许多医生。再次感谢您提供丰富的科学真知。

——文炯轸,韩国整形外科医师协会主席

祝贺 Won Lee 医生出版了这本新的填充剂注射指南。对于所有希望通过注射填充剂获得最安全和最佳效果的人来说,本指南将是宝贵的资源。

——Hema Sundaram,美国皮肤外科学会首席科学家

Won Lee 不是一个好的演讲者。他没有幽默感,不会长篇大论,也不会含糊其词。他总是注重细节并真实地表达自己。

他用简洁的文字真诚地在本书中总结了其临床经验和研究结果。其热情体现在本书的每一句话中。很高兴能和他一起工作。

——Wook Oh,韩国国际激光与美容外科医学会议(ICLAS)主席

软组织填充术已存在近20年，并已成为许多皮肤科和整形外科实践中的流行手术。如果使用得当，填充剂注射可用于治疗多种不同疾病，从填充面部线条、沟槽到面部轮廓。从业者必须了解填充剂和注射技术的科学知识，才能够提供安全、有效的治疗。

在本书中，Won Lee 博士针对不同患者及不同治疗部位分别介绍了不同的注射技术。表格和治疗前后照片使读者不仅可以了解治疗带来的变化及这些不同的技术，而且为他们针对特定患者制订治疗计划提供了重要信息。

—— Rungsima Wanitphakdeedecha，泰国玛希隆大学诗里叻医学院

Won Lee 医生是注射领域的世界级领军学者和整形外科医生。其不仅致力于临床实践和研究，而且致力于医学教育和出版。其在临床解剖学和注射技术方面出版的专著，对改善临床实践和提高注射安全标准做出了巨大贡献。我们都是为全世界教育从业者提供讲座的合作伙伴。他的论文和演讲总是非常翔实且鼓舞人心。非常感谢他对医学教育的大力支持。

我相信本书将会使所有美容医学从业者受益，并很快惠及全世界。我期待他能出版新的著作，也对他改善注射实践和教育方面的工作给予最良好的祝愿。

—— 王祚轩，中国台湾皮肤科和皮肤外科专家

我在国际会议中与 Won Lee 博士相识，他是一位热情的演讲者，经常出版学术著作。当听闻他出版了有关透明质酸填充剂注射的新书时，我很高兴能为其写推荐。凭借他在注射技术方面掌握的知识和积累的经验，我相信本书将成为我们行业，以及热衷于学习如何以更安全、有效的方式进行填充的医生的重要参考和学习工具。本书是每一位注射医生都不可错过的好书！

—— Tingsong Lim，马来西亚 Clique 诊所

作为一名教育工作者，我努力站在美容医学快速发展和循证实践的前沿。面部注射领域的图书如此之多，但对于初学者或高级美容医生来说，要提高技能、保持技术前沿，并改善患者的治疗效果可能会非常具有挑战性。

本书提供了简单而全面的科学指导，内容包括安全注射技术、产品选择和整个面部的解剖学知识。

我很高兴能推荐这本优秀、实用的参考书。

—— Sabrina Shah-Desai，英国 Perfect Eyes 有限公司和眼面部美容学院(OFAA)董事

目 录

第 1 章

预防填充剂并发症的ABC技术

最不幸的填充剂并发症是皮肤坏死和眼部并发症。预防是最重要的，可参考发表于 *Dermatologic Therapy* 的论文（图 1.1，表 1.1）。

1.1 (An)解剖学(多普勒超声)

解剖学知识对于预防最为重要。注射者尤其应注意面部的重要血管(图 1.2)。

颈内动脉分支：滑车上动脉、眶上动脉和鼻背动脉。

颈外动脉分支：颞浅动脉、面动脉和眶下动脉。

了解解剖结构是预防并发症最重要的因素，但注射者无法了解血管的所有变化。因此，最近提出了在注射填充剂之前使用多普勒超声检测动脉(图 1.3)。

表 1.1 预防填充剂眼部并发症的 ABC 技术

(An)解剖学(多普勒超声)
(As)以适当的技术回抽
(B)粗钝针
(C)推挤
(D)注射方向
(E)急救包
(F)填充技术或皱纹矫正
(G)小剂量轻柔注射
(H)既往手术或注射史

1.2 面部重要动脉多普勒超声检测

(1)滑车上动脉

本章介绍眉间皱纹与滑车上动脉的关

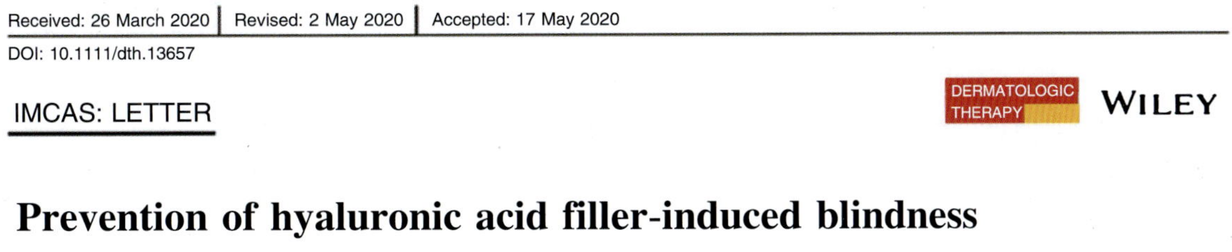
Received: 26 March 2020 | Revised: 2 May 2020 | Accepted: 17 May 2020
DOI: 10.1111/dth.13657
IMCAS: LETTER
DERMATOLOGIC THERAPY WILEY
Prevention of hyaluronic acid filler-induced blindness

图 1.1 2020 年发表于 *Dermatologic Therapy* 的论文：《透明质酸填充剂并发症预防》[1]。

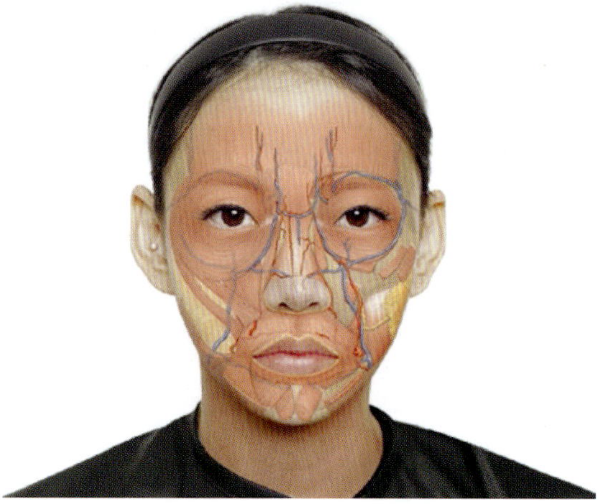

图 1.2　面部重要血管。

系。为了纠正眉间皱纹，通常会注射透明质酸填充剂（图 1.4）。但眼部并发症最常见的部位之一是矫正的眉间皱纹处[3]。这是因为滑车上动脉通常位于眉间皱纹线下方，并且有可能注入眼动脉。

如果滑车上动脉位于其他部位，在眉间皱纹处注射是安全的（图 1.5）。但如果滑车上动脉位于眉间皱纹线上，则不可能将填充剂注射到眉间皱纹线（图 1.6）。

（2）鼻背动脉

当我们进行注射隆鼻时，必须知道鼻背动脉的位置。但鼻背动脉有很多变异，在许多情况下，动脉会穿过中线（图 1.7）。在这种情况下对中线进行注射时，可能会发生血管并发症。

本章将鼻分为鼻根、鼻缝点、鼻尖上区和鼻尖。在许多情况下，角静脉位于鼻根，鼻背动脉位于鼻缝点（图 1.8）。

使用钝针相对安全，但并非 100%安全。鼻背动脉有变异，在极少数情况下，在骨膜上层可检测到动脉（图 1.9）。最常见的眼部并发症部位是鼻部注射处[6]。注射隆鼻是最简单、最有效的非手术隆鼻方法，但应该非常小心地操作。

（3）面动脉

鼻唇沟矫正是执行最多的填充注射之一。面动脉走行于表情肌下方或上方[7]。当面动脉发生栓塞时，鼻外侧动脉会阻塞，鼻翼区域的皮肤可能会出现坏死。当栓塞发生在角动脉和眼动脉时，最不幸的并发症是眼部并发症。在鼻唇沟区域进行多普勒超声检查时

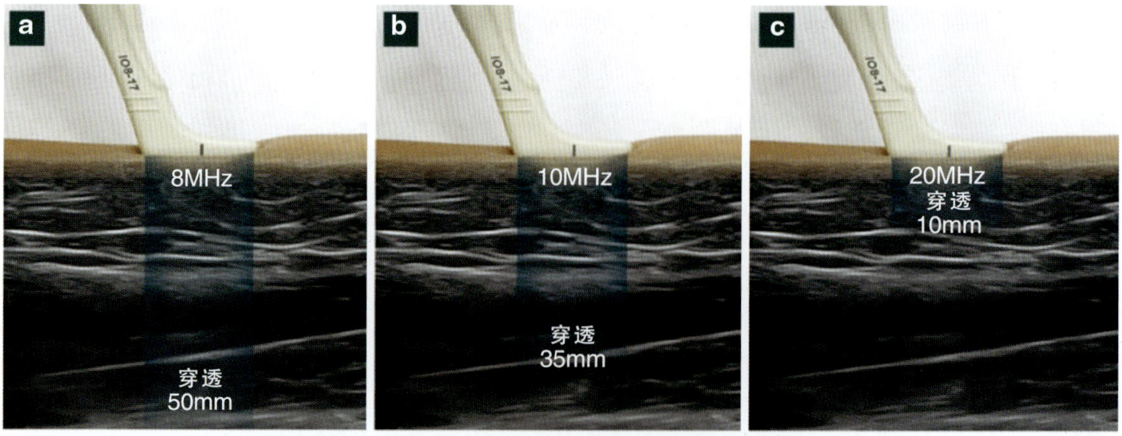

图 1.3　超声波频率与深度的关系。8~10MHz 的频率主要用于整形外科领域。(a)在 8MHz 频率范围内，可检测 50mm 深度。可以检测到大部分面部层。(b)在 10MHz 频率范围内，可检测 35mm 深度。(c)在 20MHz 频率范围内，可检测 10mm 深度。真皮层清晰可见。

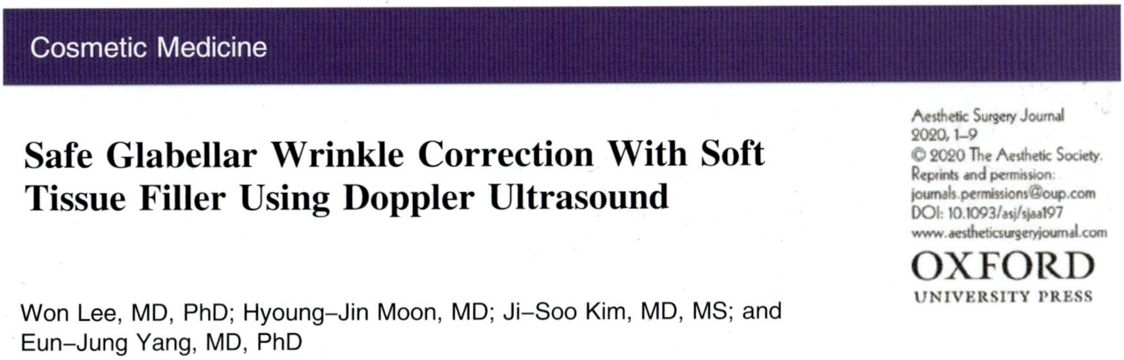

Cosmetic Medicine

Safe Glabellar Wrinkle Correction With Soft Tissue Filler Using Doppler Ultrasound

Aesthetic Surgery Journal
2020, 1–9
© 2020 The Aesthetic Society.
Reprints and permission: journals.permissions@oup.com
DOI: 10.1093/asj/sjaa197
www.aestheticsurgeryjournal.com
OXFORD UNIVERSITY PRESS

Won Lee, MD, PhD; Hyoung-Jin Moon, MD; Ji-Soo Kim, MD, MS; and Eun-Jung Yang, MD, PhD

图 1.4　通过填充剂注射矫正眉间皱纹[2]。

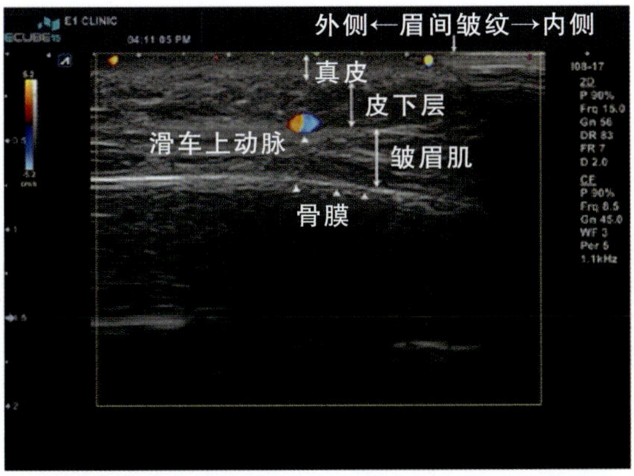

图 1.5　眉间皱纹的多普勒超声表现。滑车上动脉位于眉间皱纹外侧。

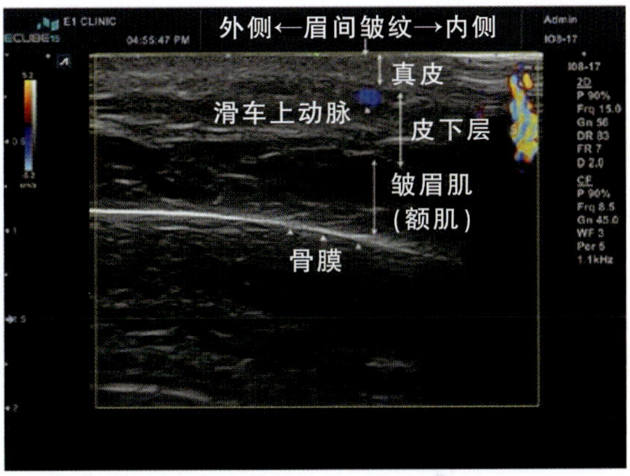

图 1.6　眉间皱纹的多普勒超声表现。滑车上动脉位于眉间皱纹下方的皮下层。

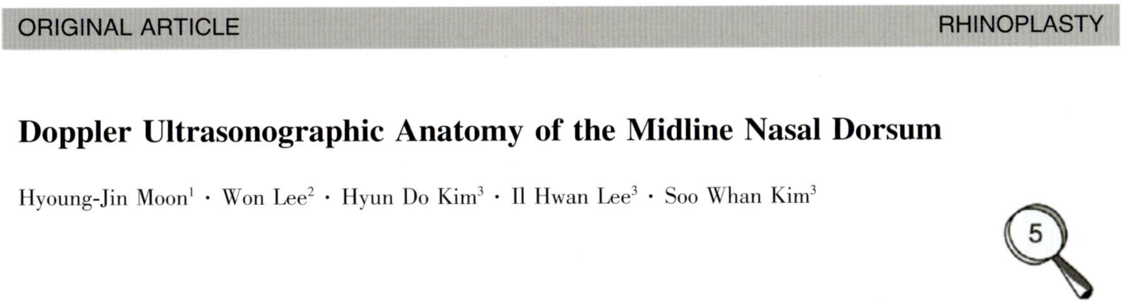

ORIGINAL ARTICLE　RHINOPLASTY

Doppler Ultrasonographic Anatomy of the Midline Nasal Dorsum

Hyoung-Jin Moon[1] · Won Lee[2] · Hyun Do Kim[3] · Il Hwan Lee[3] · Soo Whan Kim[3]

图 1.7　2020 年发表于 *Aesthetic Plastic Surgery* 的多普勒超声论文[4]。

(图 1.10),面动脉无法被检测到(面动脉迂回分支),但通常会发现其位于皮下(图 1.11)。因此,并没有绝对安全的区域,因为也有一些动脉位于颊内侧深脂肪垫中。

(4)颞浅动脉

颞浅动脉的额支通常沿发际线走行于颞部区域。因此,在颞部区域进行填充剂注射或埋线提升时,需要了解此分支的走行。该

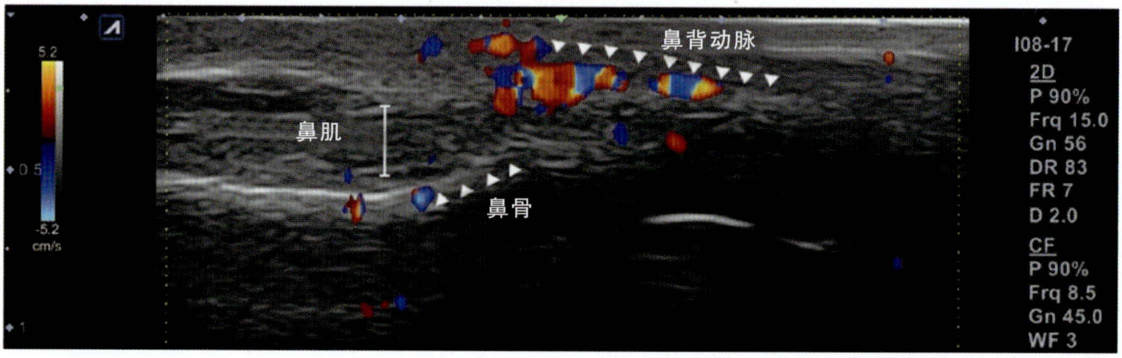

图 1.8 位于皮下层的鼻背动脉的多普勒超声表现。

ORIGINAL CONTRIBUTION

JCD Journal of Cosmetic Dermatology WILEY

Nasal dorsum augmentation using soft tissue filler injection

Won Lee MD, PhD[1] | Ji–Soo Kim MD, MS[2] | Wook Oh MD[3] | Ik–Soo Koh MD, PhD[4] | Eun–Jung Yang MD, PhD[5]

图 1.9 2019 年发表于 *Journal of Cosmetic Dermatology* 的超声引导注射鼻整形术论文[5]。

Cosmetic Medicine

A Safe Doppler Ultrasound – Guided Method for Nasolabial Fold Correction With Hyaluronic Acid Filler

Aesthetic Surgery Journal
2020, 1–7
© 2020 The Aesthetic Society.
Reprints and permission:
journals.permissions@oup.com
DOI: 10.1093/asj/sjaa153
www.aestheticsurgeryjournal.com
OXFORD
UNIVERSITY PRESS

Won Lee, MD, PhD; Ji–Soo Kim, MD, MS; Hyoung–Jin Moon; MD and Eun–Jung Yang, MD, PhD

图 1.10 2020 年发表于 *Aesthetic Surgery Journal* 的鼻唇沟多普勒超声检测论文[8]。

动脉是一条直径相对较大的动脉，可以通过多普勒超声轻松检测到(图 1.12)[9]。

有一种颞部区域填充的指导原则，即在眉毛外侧 1cm、再向上 1cm 处垂直注射[10]。但采用该技术注射时，多支血管有并发症风险，即颞浅动脉、颞深动脉前支、颧眶动脉、前哨静脉和颞中静脉(图 1.13)。

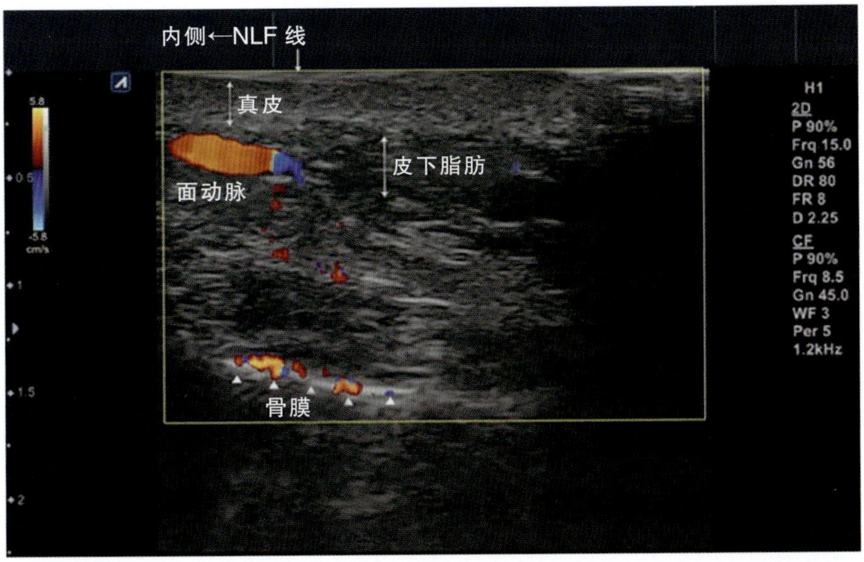

图 1.11　多普勒超声检测到面动脉走行于皮下层。NLF:鼻唇沟。

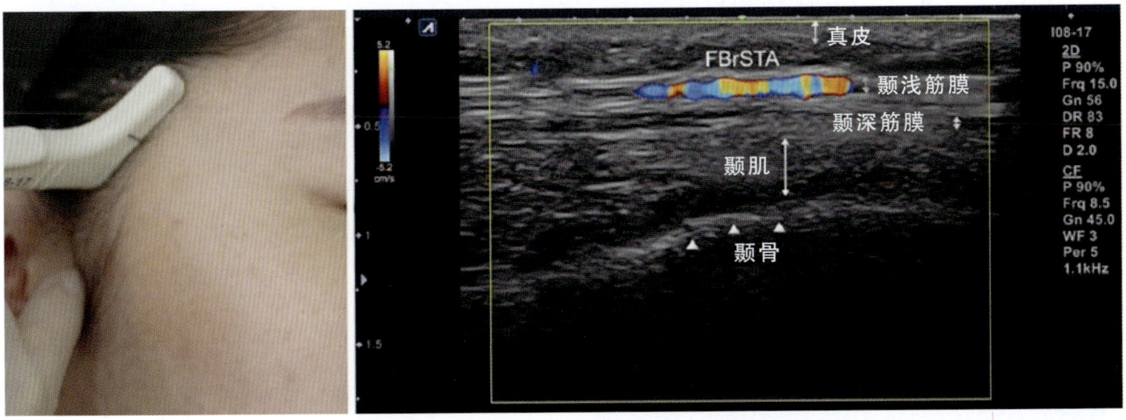

图 1.12　颞浅动脉额支(FBrSTA)多普勒超声表现。

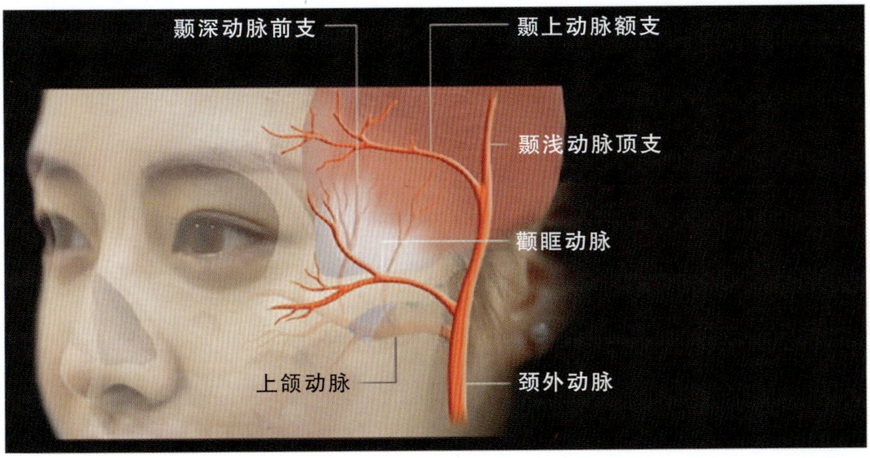

图 1.13　颞部区域的多条动脉。深部垂直进针对颞浅动脉或颞深动脉前支有风险。

1.3 (As)以适当的技术回抽

关于进行回抽测试存在争议。以前的论文记录了有关填充剂特性、回缩、针头大小等方面的假阴性结果。作者发现,假阴性与针内物质密切相关(图 1.14)[11]。

回抽测试对线性注射技术无用,但对点状注射技术有用。注射针内的灌注、填充剂特性和注射针直径等可能会产生影响,进而出现假阴性结果。

1.4 (B)粗钝针

所有医生都认同钝针比锐针更安全。但我们应该知道钝针并非 100%安全。与直径较小的锐针相比,直径较大的钝针更安全。图 1.15 是普通动脉和钝针尺寸之间的比较图。

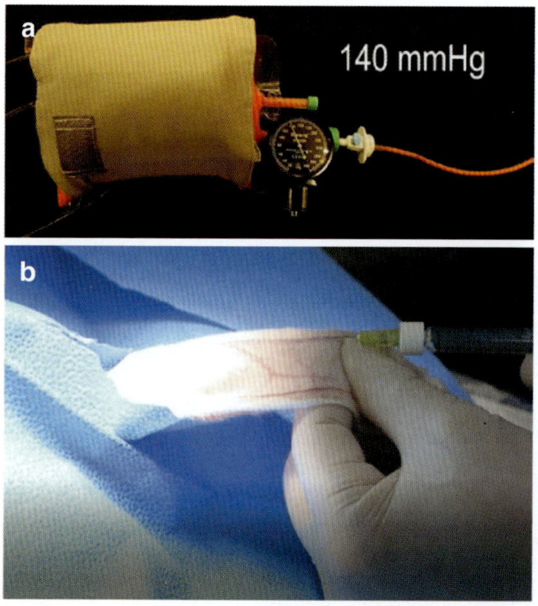

图 1.14 回抽测试。(a)体外和(b)体内:对兔股动脉和耳中央静脉进行的回抽测试。

1.5 (C)推挤

了解注射过程中的推挤和眼动脉走向非常必要。例如,在眉间区域注射时会推挤滑车上动脉通路(图 1.16)。

当使用多普勒超声进行推挤和检测时,动脉不可见(图 1.17)。因此,推挤可使填充剂渗透到动脉中。

所以在进行填充剂注射时,建议用另一只手压迫动脉。

1.6 (D)注射方向

进行填充剂注射时,应考虑动脉走行的方向,不朝眼睛方向注射是相对安全的。例如,如果发生面动脉栓塞,最好不要朝向眼睛方向进行注射。该指南很好地解释了鼻部注射引发眼部并发症的情况,对许多眼部并发症病例采用鼻小柱入路,引起鼻背动脉栓塞。就方向而言,鼻小柱入路不是安全方向(图 1.18)。

1.7 (E)急救包

填充是一种相对简单的技术。但一旦出现皮肤坏死、眼部并发症等情况,医患双方都会面临恐慌。因此,我们应该始终准备好急救包,并在需要时尽快进行急救[13]。作者在临床工作中总会配备一个急救包(图 1.19)。

1.8 (F)填充技术

推注技术是一种在特定位点提拉组织的有效技术。但我们应在注入一个相对较大的容量前先进行回抽测试。相比之下,线性推注技术需连续移动针头,回抽测试似乎无

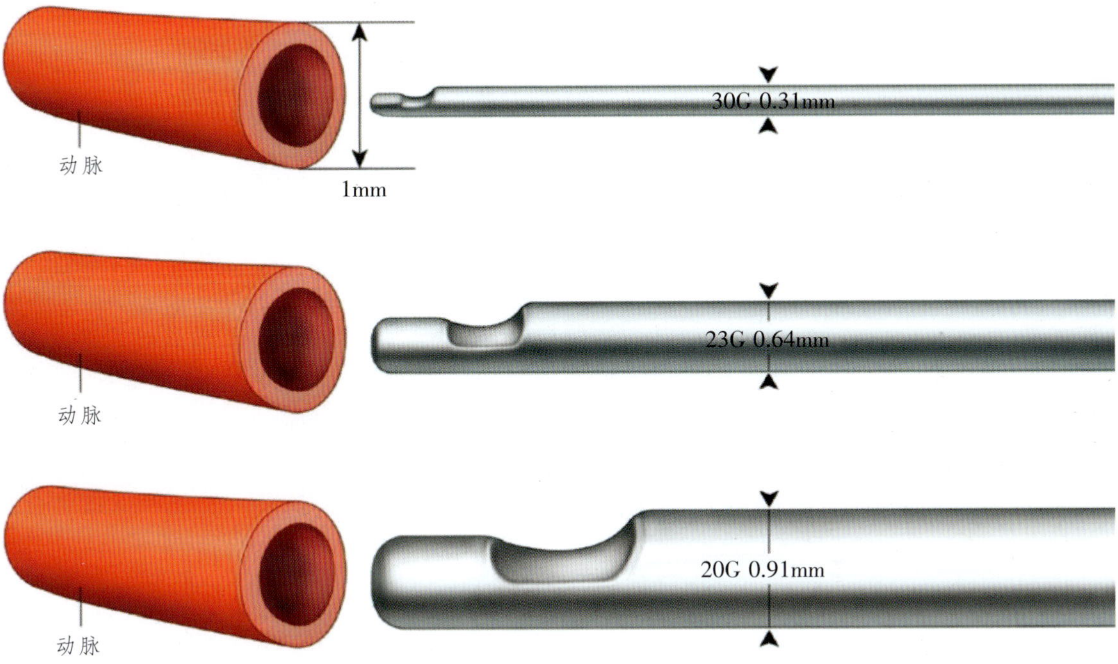

图 1.15　重要动脉(鼻背动脉、滑车上动脉和眶上动脉)的直径约为 1mm[12]。从动脉直径和钝针的对比图中可以看出,直径较大的钝针无法穿透动脉。

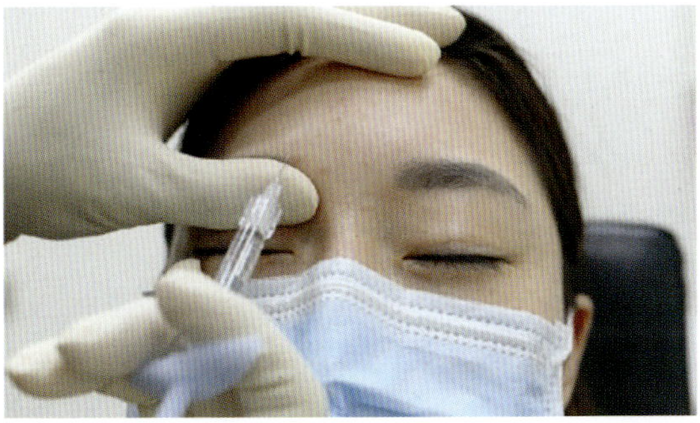

图 1.16　在眉间皱纹矫正过程中推挤滑车上动脉。

用处。注射者应了解每种注射技术,以预防并发症。

1.9　(G)小剂量轻柔注射

轻柔注射是预防血管并发症的最重要手段之一。本章介绍了进行透明质酸填充剂注射时的注射推力和出针压力(图 1.20)[14]。

实际出针压力远高于正常血压。这意味着可以用很小的注射力使填充剂到达眼动脉。需用最小的力轻轻推注(图 1.21)。

1.10　(H)既往手术或注射史

一种预防方法是询问患者既往手术史或注射史。之前的手术会改变脉管系统。例如,开放式隆鼻总是要切断鼻小柱动脉,鼻尖血管系统必然会改变。因此,对于以前的手术部位需要格外小心。先前的填充剂注射可能会改变脉管系统,也可能会挤压脉管系统,从而减少了二次注射空间。我们经常会发现血管并发症发生于“修饰过程”。

填充剂注射是一种相对简单的技术。患

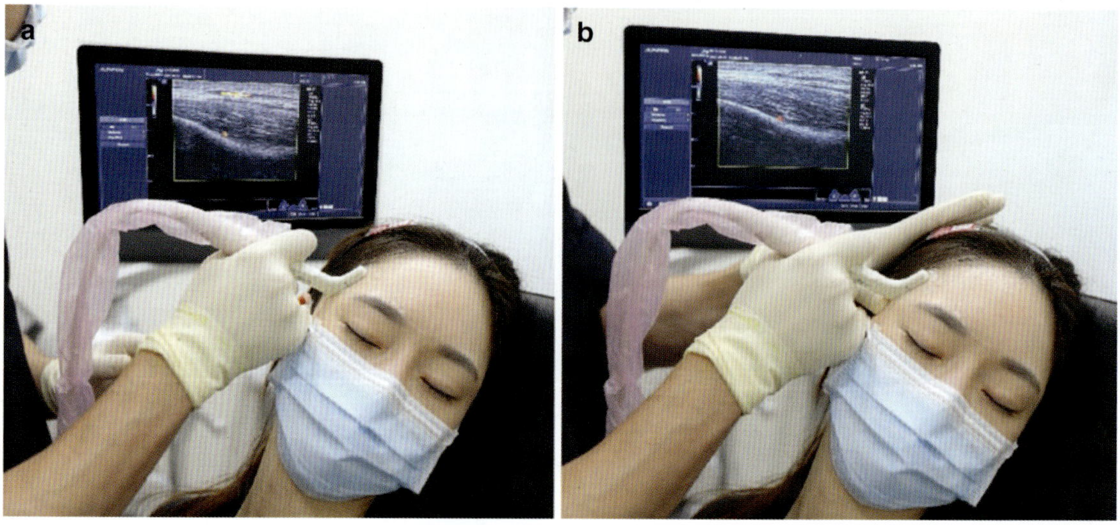

图 1.17 (a)多普勒超声检测到颞浅动脉。(b)颞部受压导致动脉消失。

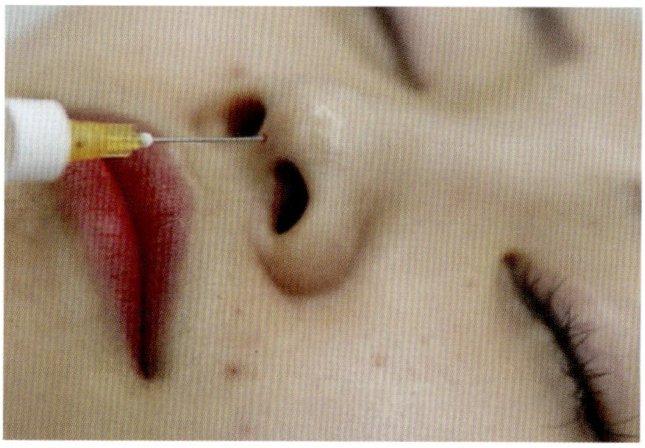

图 1.18 用于鼻部填充剂注射的鼻小柱入路。针头朝向眼睛，考虑到注射方向，这种技术并不安全。建议使用大口径钝针并轻柔注射。

者需要微创手术来增强美观，医生也希望进行微创手术。但也存在一些并发症，没有100%安全的技术。但当进行相对安全的操作，形成可重复的安全操作时，医生就会养成安全注射的习惯。

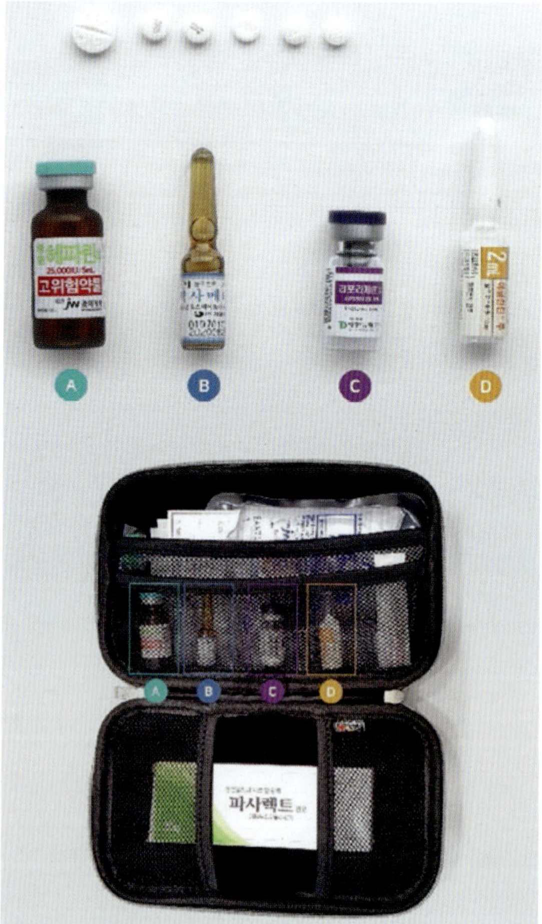

图 1.19 急救包。A：肝素；B：地塞米松；C：透明质酸酶；D：腺苷酸）。

ORIGINAL CONTRIBUTION

JCD Journal of Cosmetic Dermatology　WILEY

Comparison of hyaluronic acid filler ejection pressure with injection force for safe filler injection

Yongkoo Lee PhD[1] | Seung Min Oh MD, MMBA[2] | Won Lee MD, PhD[3] | Eun-Jung Yang MD, PhD[4]

图 1.20　透明质酸填充剂注射压力。

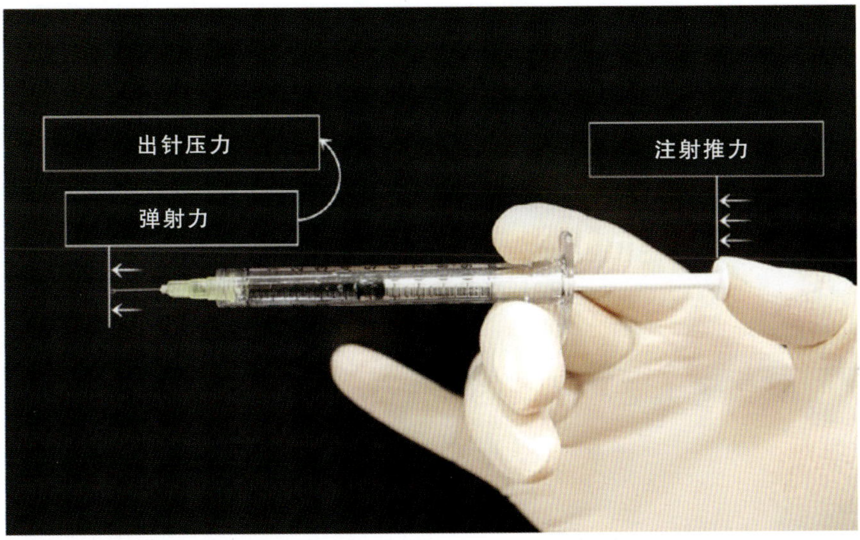

图 1.21　将填充剂推出的力称为注射推力，针头的实际压力称为出针压力。计算出的出针压力远高于正常血压。

参考文献

1. Lee W. Prevention of hyaluronic acid filler-induced blindness. Dermatol Ther. 2020 Jul;33(4):e13657. https://doi.org/10.1111/dth.13657. Epub 2020 Jun 23.
2. Lee W, Moon HJ, Kim JS, Yang EJ. Safe Glabellar Wrinkle correction with soft tissue filler using Doppler ultrasound. Aesthet Surg J. 2020;9:sjaa197. https://doi.org/10.1093/asj/sjaa197.
3. Beleznay K, Carruthers JD, Humphrey S, Jones D. Avoiding and treating blindness from fillers: a review of the world literature. Dermatol Surg. 2015 Oct;41(10):1097–117. https://doi.org/10.1097/DSS.0000000000000486.
4. Moon HJ, Lee W, Do Kim H, Lee IH, Kim SW. Doppler ultrasonographic anatomy of the midline nasal dorsum. Aesthet Plast Surg. 2021 Jun;45(3):1178–1183. https://doi.org/10.1007/s00266-020-02025-1. Epub 2020 Nov 2.
5. Lee W, Kim JS, Oh W, Koh IS, Yang EJ. Nasal dorsum augmentation using soft tissue filler injection. J Cosmet Dermatol. 2019 Jun 3; https://doi.org/10.1111/jocd.13018.
6. Beleznay K, Carruthers JDA, Humphrey S, Carruthers A, Jones D. Update on avoiding and treating blindness from fillers: a recent review of the world literature. Aesthet Surg J. 2019 May 16;39(6):662–74. https://doi.org/10.1093/asj/sjz053.
7. Lee JG, Yang HM, Choi YJ, Favero V, Kim YS, Hu KS, Kim HJ. Facial arterial depth and relationship with the facial musculature layer. Plast Reconstr Surg. 2015 Feb;135(2):437–44. https://doi.org/10.1097/PRS.0000000000000991.
8. Lee W, Kim JS, Moon HJ, Yang EJ. A safe Doppler ultrasound-guided method for nasolabial fold correction with hyaluronic acid filler. Aesthet Surg J. 2021 May 18;41(6):NP486–92. https://doi.org/10.1093/asj/sjaa153.
9. Lee W, Moon HJ, Kim JS, Chan BL, Yang EJ. Doppler

ultrasound-guided thread lifting. J Cosmet Dermatol. 2020 Aug;19(8):1921–7. https://doi.org/10.1111/jocd.13240.
10. Swift A. One up, one over regional approach in "upper face: anatomy and regional approaches to injectables" found in the November 2015 supplement issue soft tissue fillers and neuromodulators: international and multidisciplinary perspectives. Plast Reconstr Surg. 2015;136:204S–18S.
11. Moon HJ, Lee W, Kim JS, Yang EJ, Sundaram H. Aspiration revisited: prospective evaluation of a physiologically pressurized model with animal correlation and broader applicability to filler complications. Aesthet Surg J. 2021 Apr 16:sjab194. https://doi.org/10.1093/asj/sjab194.
12. Choi DY, Bae JH, Youn KH, Kim W, Suwanchinda A, Tanvaa T, Kim HJ. Topography of the dorsal nasal artery and its clinical implications for augmentation of the dorsum of the nose. J Cosmet Dermatol. 2018 Aug;17(4):637–42. https://doi.org/10.1111/jocd.12720.
13. Prado G, Rodriguez-Feliz J. Ocular pain and impending blindness during facial cosmetic injections: is your office prepared? Aesthet Plast Surg. 2017;41(1):199–203.
14. Lee Y, Oh SM, Lee W, Yang EJ. Comparison of hyaluronic acid filler ejection pressure with injection force for safe filler injection. J Cosmet Dermatol. 2021 May;20(5):1551–6. https://doi.org/10.1111/jocd.14064.

第 2 章

透明质酸填充剂特性和透明质酸酶

透明质酸由双糖组成，而透明质酸填充剂由交联剂和透明质酸组成。本章将简要介绍透明质酸填充剂和透明质酸酶的特性。

2.1 透明质酸填充剂

透明质酸是一种双糖结构（图 2.1）。

透明质酸填充剂通过 1，4-丁二醇二缩水甘油醚（BDDE，图 2.2）等交联剂在透明质酸和透明质酸之间交联。

根据制造工艺来确定交联剂的量，称为修饰度（MOD）。通常，双相填充剂的 MOD 可能为 1~3，而单相填充剂为 5~10，有些填充剂的 MOD 可能超过 10。但比 MOD 更重要的是实际交联的 BDDE 用量，这也称为交联 MOD（cMOD）和悬挂 MOD（pMOD）（图 2.3）。

2.2 流变学——填充剂特性的第一个参数

医生应决定在何处及如何使用新的透明质酸填充剂产品（图 2.4）。需要了解诸如填充剂的特性、注射剂的柔软度、填充剂提升软组织的硬度等。表 2.1 是需要考虑的一些参数。

应确定在面部的特定区域使用单相填充剂还是双相填充剂。医生应根据自身的知识和经验选择合适的填充剂。作者用自己的流变仪测试了多种透明质酸产品并进行了比较（表 2.2）。

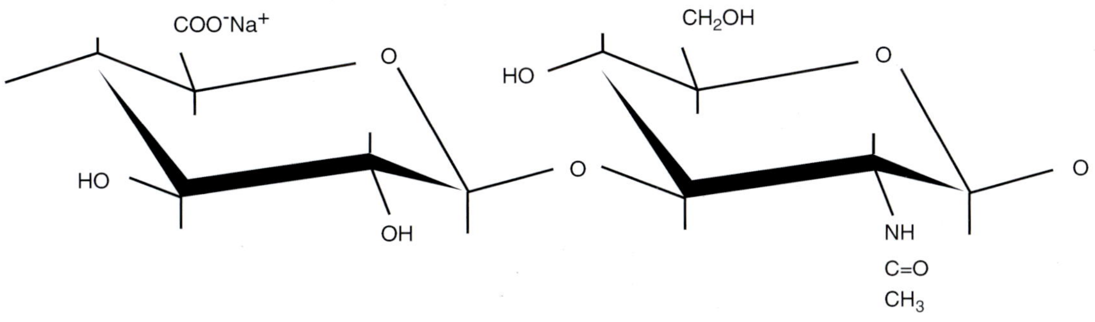

葡萄糖醛酸钠　　N-乙酰氨基葡萄糖

图 2.1　透明质酸分子。

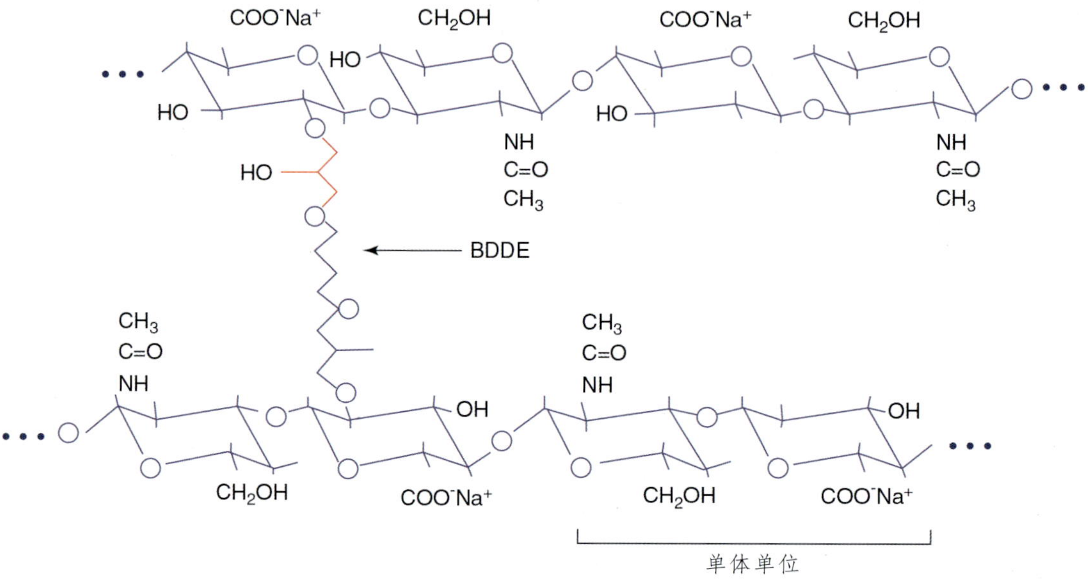

图 2.2 透明质酸和交联剂的分子结构。

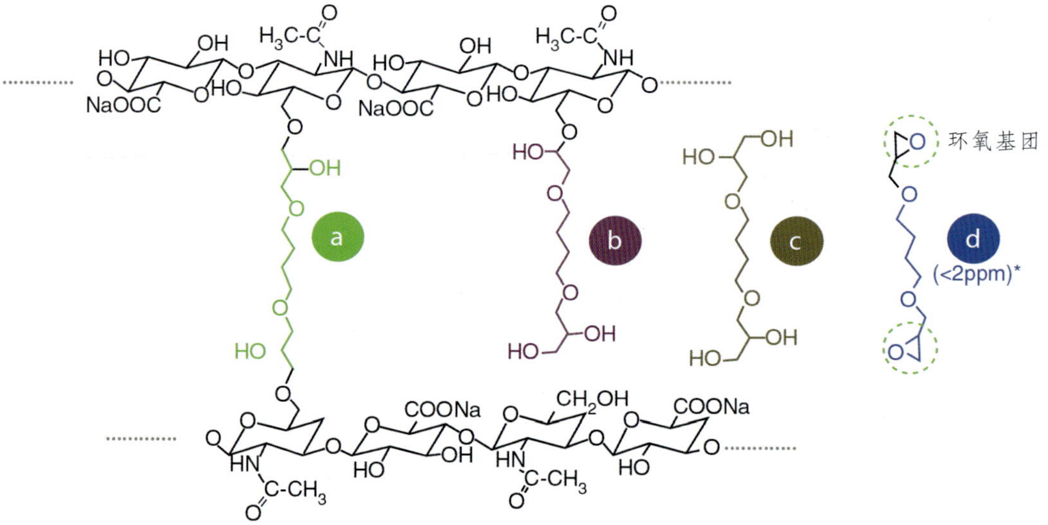

图 2.3 透明质酸被 BDDE 交联。(a)交联的。(b)悬垂的。(c)失活的 1,4-丁二醇二-(丙-2,3-二醇)醚(BDPE)。(d)天然的。

图 2.4 Lorient 透明质酸填充剂(2 号、4 号、6 号)。

表 2.1　选择透明质酸填充剂的注意事项

1.制造过程——双相、单相	通常，双相填充剂的内聚性和 MOD 较低。应考虑 BDDE 和 BDPE
2.流变学结果	G'，G"，G*，内聚力[1]
3.注射推力	注射推力加大时，风险相应增加
4.触变性	注射时，填充剂要柔软；注射后，填充剂最好足够硬，以提拉组织
5.交联，pMOD	可通过 SEC/MS 检测，并发症与 pMOD 类型有关
6.杂质	并发症与制造过程中的杂质直接相关（如 BDPE）
7.透明质酸浓度	通常为 20mg/mL，且与附着邻近区域的吸水量有关

G'，弹性模量，测量透明质酸的弹性特性，即透明质酸在受力变形后恢复其初始形状的能力。
G"，黏性模量，表示在外力作用下透明质酸变形过程中损失的能量，是反映透明质酸不能恢复原状的指标。
G*，测量透明质酸的整体黏弹特性，通常被称为“硬度”。

表 2.2　作者测试的各种透明质酸填充剂[MCR 301 流变仪（Anton Paar 公司，奥地利）（频率 0.02Hz）]

产品	G'(Pa)	G"(Pa)	黏度(μ)	Tan δ	内聚力(N)
瑞蓝	349	145	3 011 188	0.42	0.3509
玻丽朗	411	199	3 637 022	0.49	0.2869
乔雅登 5 号	284	58	2 309 805	0.21	0.4043
Lorient 2 号	203	41	1 673 007	0.20	0.4401
Lorient 4 号	338	95	2 795 776	0.28	0.4237
Lorient 6 号	413	121	3 423 232	0.29	0.4454

Tan δ，表示透明质酸是以弹性为主还是黏性为主的指标。Tan δ= G"/G'。Tan δ>1，表示黏性大于弹性，透明质酸接近液体形态。Tan δ<1，表示弹性大于黏性，透明质酸接近透明质酸状态。

Lorient 4 号在流变学方面与瑞蓝相似。当比较这些流变测试结果时，医生可以预估填充剂并确定合适的注射层次。例如，对于血管并发症，鼻部和下颏区域骨膜上是相对安全的层次，但这两个部位是被肌肉挤压的部位，应该使用硬质填充剂来维持形状，如 Lorient 6 号。

2.3　理想填充剂与显微表现

什么是理想的填充剂？根据以往的文献，定义如表 2.3。

那么理想条件下的透明质酸填充剂（图 2.5）是什么？其应该是安全的、具有生物相容性且可逆。透明质酸填充剂应该是可预测

表 2.3　理想填充剂[2]

- 无毒
- 生物相容的
- 持久的（如果不是永久的）
- 可逆的
- 成品，无须定制
- 自体的
- 便于使用
- 安全的
- 产生积极、自然和明显的变化
- 停工期最短
- 注射层次水平（可以位于真皮、皮下、肌肉或骨膜水平）
- 可预测
- 随着年龄的增长表现良好
- 无法通过触摸/外观辨别

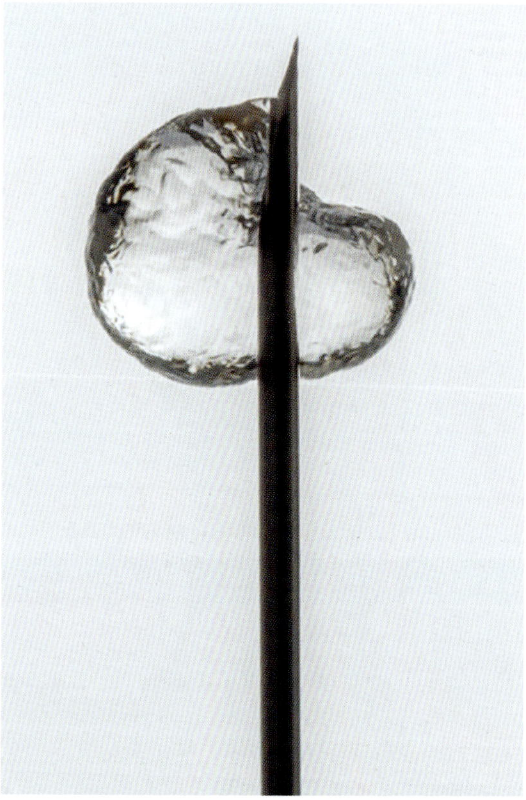

图 2.5　透明质酸填充剂(Lorient)。

的,并易于使用。

光学显微镜和电子显微镜所见如图 2.6 所示。

许多预防性指南针对血管并发症提出了建议,但并没有建议更换填充剂。但迟发性超敏反应和肉芽肿的形成似乎与填充剂产品有关。透明质酸填充剂是异物,因为填充剂内部有交联剂。但免疫反应应该是最小的。虽然是异物,但其表现与自体组织一样。

2.4　透明质酸酶

使用透明质酸填充剂最大的好处是透明质酸酶可以降解填充剂。

(1)机制

通常,透明质酸酶溶解透明质酸,透明质酸通常存在于人体组织中。其降解二糖的β-1,4 链(图 2.7)(水蛭透明质酸酶破坏β-1,3 链)。

真皮层有丰富的糖胺聚糖,包括可用于皮下注射的透明质酸和透明质酸酶。为了溶解透明质酸填充剂,透明质酸酶通常是超说明书使用[3]。

(2)多种透明质酸酶

按照制造工艺,可将透明质酸酶分为羊睾丸、牛睾丸或人源重组。每种产品都有不同的效果。此外,其在不同国家之间也存在差异。

美国通常使用 150 USP 的 Hylenex 和 200 USP 的 Vitrase,而韩国通常使用 1500IU 的产品(图 2.8)。

(3)维持时间

透明质酸酶应采取皮下注射。透明质酸

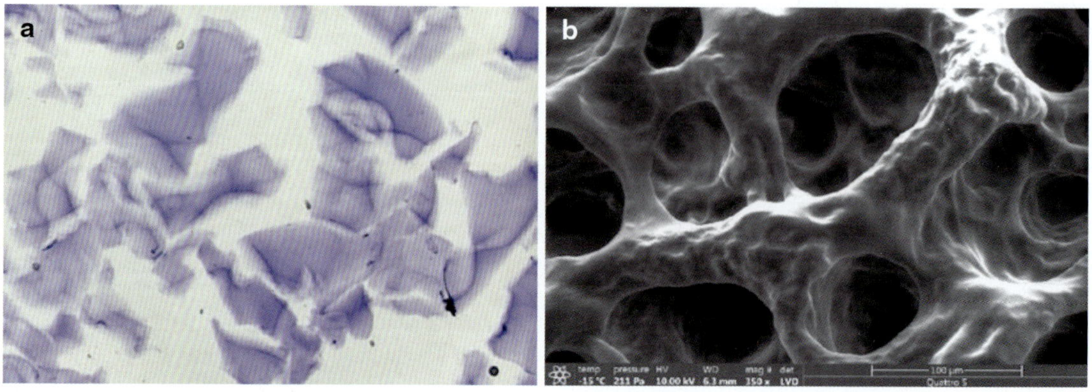

图 2.6　透明质酸填充剂的显微镜观察结果。(a)光学显微镜所见。(b)电子显微镜所见(Lorient)。

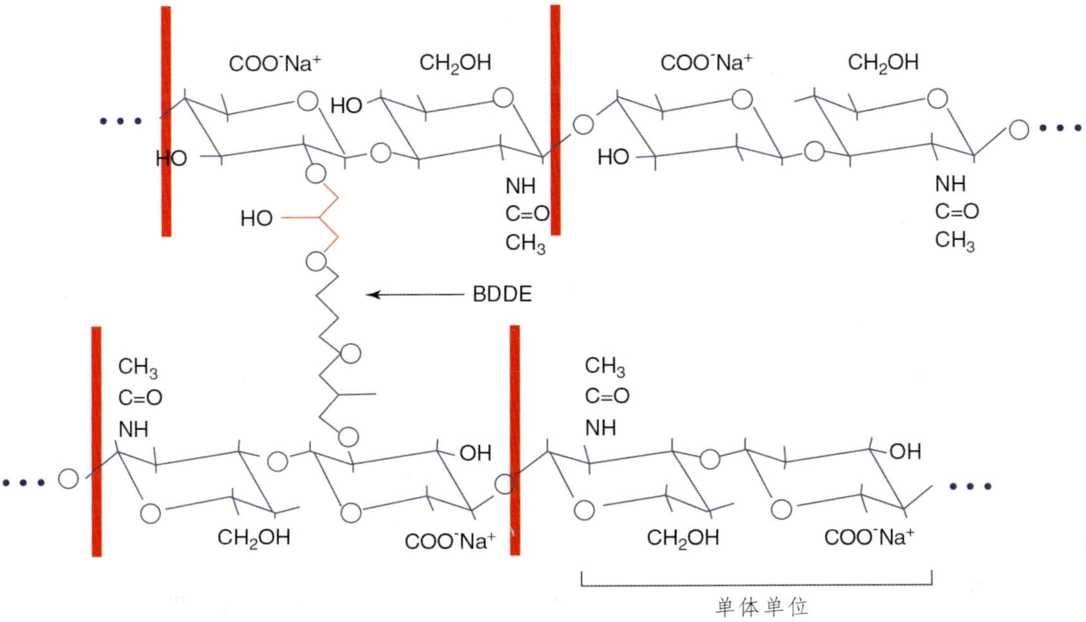

图 2.7　透明质酸酶破坏双糖的 β-1,4 链。

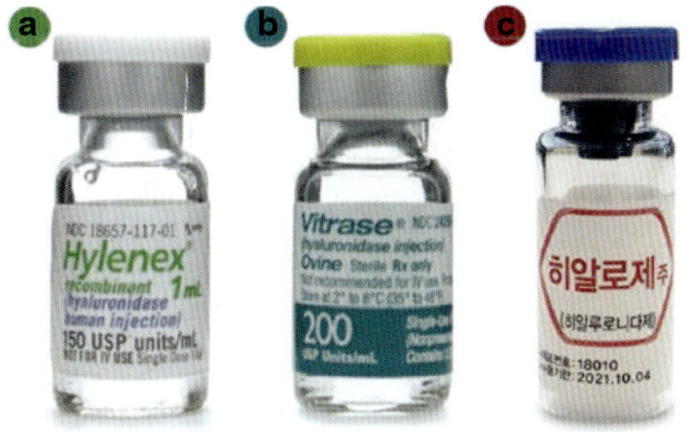

图 2.8　各种类型的透明质酸酶。(a)Hylenex 150USP。(b)Vitrase 200USP。(c)Hyalose 1500IU。

酶的半衰期在皮下组织中为 30min,在血管中为 2~3min。有人提出了血管中透明质酸酶抗体形成的理论。

(4)非血管并发症填充剂的降解

少量透明质酸酶可降解非血管填充剂导致的结节等并发症。报道显示 30~60IU 在动物模型中的降解情况[4]。此外,也有报道在透明质酸酶注射 6h 后,可以再次注射透明质酸填充剂[5]。因此,结节可以被少量透明质酸酶降解。肉芽肿有一个保护性囊壁,因此,透明质酸酶可能不会使其降解。

(5)血管并发症

最不幸的并发症是血管并发症。医生要做好充分的准备,以防发生血管并发症,如皮肤坏死或眼部并发症。尽管医生了解血管解剖,但血管存在变异,因此,任何患者都有可能发生血管栓塞。

应该注射多少剂量的透明质酸酶?

Lorenzi 医生提出了治疗皮肤坏死的剂量(图 2.9)[6]。但具体的应用剂量应考虑多种因素(表 2.4)。

在这些因素中,重复注射非常重要。作者还用实验兔进行了实验,发现需要适当剂量的透明质酸酶,并且需要在 30~60min 内重复注射[7]。

(6)眼部并发症应用透明质酸酶

关于眼球后透明质酸酶注射目前存在争议(图 2.10)[8],其他建议的治疗方法有动脉内注射[9]和眼球后注射[10]等。目前尚未有确切的治疗方法。同时还应考虑重复注射,希望在不久的将来有新方法问世。

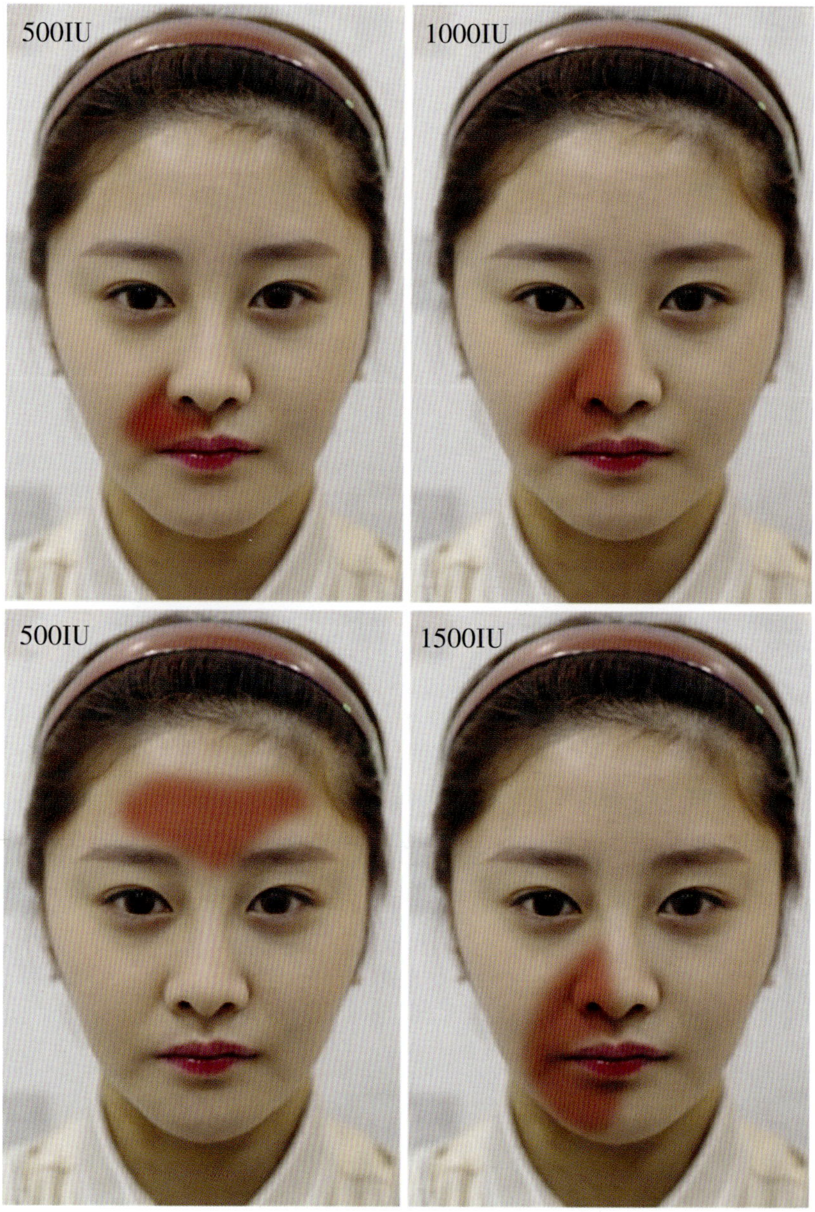

图 2.9 治疗皮肤坏死的透明质酸酶使用剂量。使用不同类型的透明质酸酶产品时，应考虑使用不同的剂量。

表 2.4 注射透明质酸酶的考虑因素

注射材料 MOD	透明质酸填充剂由于 MOD 不同而具有不同的降解时间，BDDE，BDPE
透明质酸酶的效率	不同类型的透明质酸酶具有不同的效力
剂量	美国常用 150USP、200USP，韩国常用 1500IU
受累血管	医生应确定哪些血管受累，且注射透明质酸酶时应尽可能靠近血管，但应在皮下
降解时间	皮下注射透明质酸酶不能立即溶解透明质酸填充剂
重复注射	当半衰期过去时，皮下注射的透明质酸酶就会消失，需要重复注射

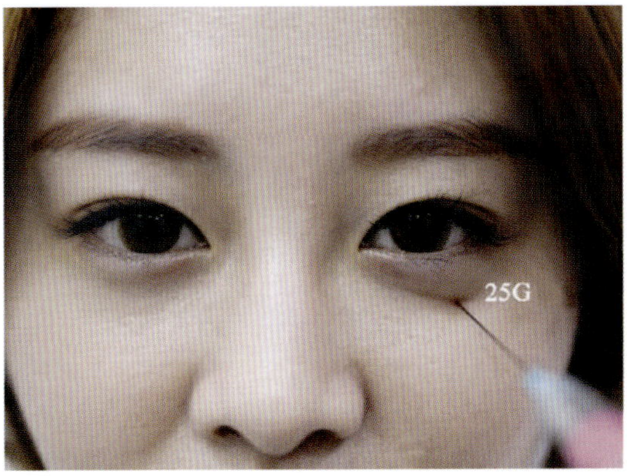

图 2.10　眼球后透明质酸酶注射[7]。

参考文献

1. Lee W, Hwang SG, Oh W, Kim CY, Lee JL, Yang EJ. Practical guidelines for hyaluronic acid soft-tissue filler use in facial rejuvenation. Dermatol Surg. 2020 Jan;46(1):41–9. https://doi.org/10.1097/DSS.0000000000001858.
2. Born TM, Airan LE, Suissa D. Injectables and resurfacing techniques: soft-tissue fillers. Rubin JP, Neligan PC, eds. Plastic surgery. Vol. 2 (2018): 39.
3. Lee W. Comments on "Hyaluronidase: an overview of its properties, applications, and side effects". Arch Plast Surg. 2020 Nov;47(6):626–7. https://doi.org/10.5999/aps.2020.01571.
4. Hwang E, Song YS. Quantitative correlation between hyaluronic acid filler and hyaluronidase. J Craniofac Surg. 2017 May;28(3):838–41. https://doi.org/10.1097/SCS.0000000000003411.
5. Kim HJ, Kwon SB, Whang KU, Lee JS, Park YL, Lee SY. The duration of hyaluronidase and optimal timing of hyaluronic acid (HA) filler reinjection after hyaluronidase injection. J Cosmet Laser Therapy. 2018;20(1):52–7.
6. DeLorenzi C. New high dose pulsed hyaluronidase protocol for hyaluronic acid filler vascular adverse events. Aesthet Surg J. 2017;37(7):814–25.
7. Lee W, Oh W, Oh SM, Yang EJ. Comparative effectiveness of different interventions of perivascular hyaluronidase. Plast Reconstr Surg. 2020 Apr;145(4):957–64. https://doi.org/10.1097/PRS.0000000000006639.
8. Lee W, Oh W, Ko HS, Lee SY, Kim KW, Yang EJ. Effectiveness of retrobulbar hyaluronidase injection in an iatrogenic blindness rabbit model using hyaluronic acid filler injection. Plast Reconstr Surg. 2019 Jul;144(1):137–43. https://doi.org/10.1097/PRS.0000000000005716.
9. Xu X, Zhou G, Fu Q, Zhang L, Yu Y, Dong Y, Liang L, Chen M. Efficacy of intra-arterial thrombolytic therapy for vision loss resulting from hyaluronic acid filler embolization. J Cosmet Dermatol. 2021 Apr 6; https://doi.org/10.1111/jocd.14111.
10. Choe HR, Woo SJ. Subtenon retrobulbar hyaluronidase injection for ophthalmic artery occlusion following facial filler injection. Int J Ophthalmol. 2020 Jul 18;13(7):1170–2. https://doi.org/10.18240/ijo.2020.07.25.

第 3 章

额部填充

3.1 常规注意事项

东方人额头较为扁平，倾向于形成凹额头。额部通过颞上隔与颞部区域区分开来。但有时由于形状连续性，填充剂往往会穿过颞上隔注射。重要的是要根据医生的审美和解剖学考虑来塑造额头形状。

在解剖方面，额部被分成皮肤、浅表脂肪、额肌、帽状腱膜下和骨膜等多层结构。已知浅层脂肪层横向分为额正中脂肪室和额中间脂肪室。临床上，额部凹陷位于中央或外侧，这种现象是由颅骨形状所致，而不是由浅层脂肪容积所致。通常，透明质酸填充剂被注射到被称为深层脂肪室的帽状腱膜下[1]。

额部注射时，应考虑靠近眉毛的眶上嵴的高度，还应考虑额部的最高期望位点。考虑最高点很重要，因为当额部高于眶上脊时，眼周区域往往会显得凹陷，而鼻部区域往往会显得相对较低(图 3.1)。此外，在进行注射隆鼻时，医生应考虑额部的高度，因为额部和鼻之间的关系很重要。

通常，在额顶和眶上脊之间会出现一个凹陷区域，因此，一般会在这个区域进行透明质酸填充。但由于存在重要的血管，该区域是一个危险部位，因此，应非常轻柔地对其进行填充剂注射。

3.2 解剖学

额部有 3 条主要动脉，分别是滑车上动脉、眶上动脉和颞浅动脉额支(图 3.2)。

滑车上动脉从眼动脉分支并在眶内侧走行，其走行往往比肌肉层更深，并穿过肌肉表面浅行。眶上动脉以很少的变异走行，但通常走行在更深的层次并穿出肌肉浅行。眶上动脉在额部外侧与颞浅动脉额支相吻合。因此，医生在眉上方深部注射透明质酸填充剂，尤其是从眉至其上方 2cm 之间注射时要轻柔、仔细，这一点非常重要。

3.3 多普勒超声

颞浅动脉很容易通过多普勒超声被检测到，滑车上动脉和眶上动脉也可通过超声被检测(图 3.3)。建议在注射任何透明质酸填充剂之前检测滑车上动脉和眶上动脉，因为这些动脉与眼动脉直接相关[2]。

3.4 填充剂选择

额部面积较大，所以，均匀注射非常重

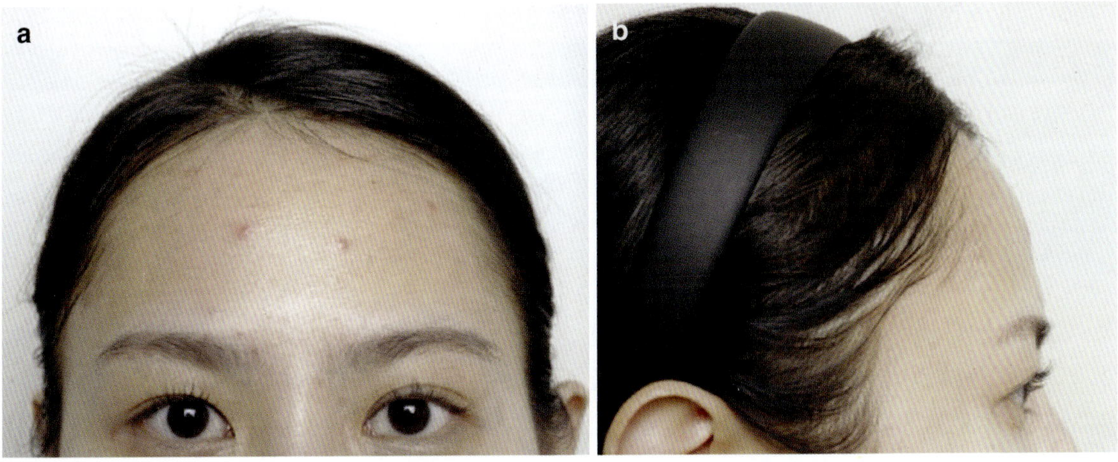

图 3.1　额部注意事项。(a)正面观。(b)侧面观。

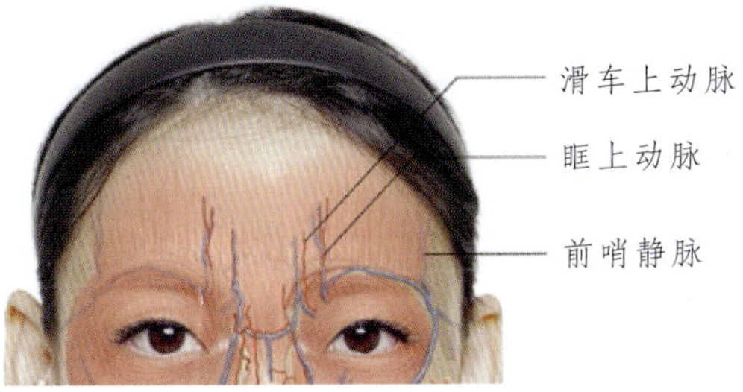

图 3.2　额部血管。

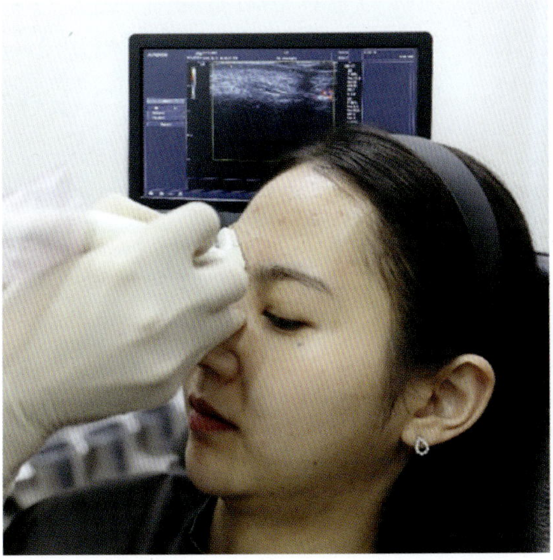

图 3.3　额部填充剂注射前多普勒超声所见。

要。此外，还应考虑额肌的动作。填充较为重要，且填充应该均匀、广泛。填充剂的弹性很重要，但在进行额部填充时，内聚力也很重要(表 3.1)。作者习惯用 Lorient 4 号做额部填充。

3.5　麻醉

对于额部填充，表面麻醉是不够的(图 3.4)，因此需要区域麻醉。

区域麻醉，即进行滑车上神经和眶上神经麻醉(图 3.5)。但前额外侧受颧颞神经支配，因此，还应考虑在颧颞神经处进行区域麻醉。

3.6　注射层次

当我们通过植入物进行额部填充时，应该在骨膜下解剖并放入植入物。解剖并不困难，但应通过骨膜剥离器进行剥离。但当采用钝针进行填充剂注射时，几乎不可能在骨膜下进行解剖分离。当采用锐针垂直注射时，也不能在骨膜层下解剖。因此，大多数注射填充剂往往位于骨膜上层[3]。最近的一篇论文也描述了无法在骨膜下层注射填充剂，因此，额部注射的目标层应该是帽状腱膜下层或浅表脂肪层[4]。

表 3.1　Lorient 流变测试结果

产品	G'(Pa)	G"(Pa)	黏度(μ)	Tan δ	内聚力(N)
Lorient 2 号	203	41	1 673 007	0.20	0.4401
Lorient 4 号	338	95	2 795 776	0.28	0.4237
Lorient 6 号	413	121	3 423 232	0.29	0.4454

当考虑到额部的动脉时，在帽状腱膜下层注射比在浅表脂肪层注射更安全。通常，滑车上动脉和眶上动脉倾向于浅层走行，但在切迹穿孔后，其在帽状腱膜下平面走行，因此，在眉毛附近注射时需格外小心。

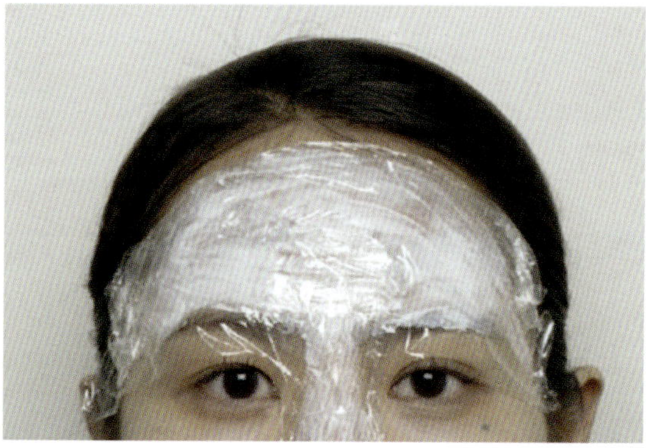

图 3.4　表面麻醉。

前额浅层脂肪室包括额正中脂肪室和额中间脂肪室，颞上隔位于额中间脂肪室和颞颊外侧脂肪室之间[5]。不能将填充剂注射到浅层脂肪层的另一个原因是隔膜会中断注射填充剂的扩散且会出现不规则现象，因此，最好在帽状腱膜下层注射。

3.7　锐针对比钝针

锐针可用于垂直注射。通常，许多医生会使用钝针，而作者使用的是直径较大的钝针，如 21G 钝针。

（技巧）钝针直径（表 3.2）：关于哪种钝针更好用存在很多争议。但当针规小于 27G 时，钝针与锐针效果相同[6]。更大的钝针有助于防止动脉穿孔。作者习惯用 21G 钝针。

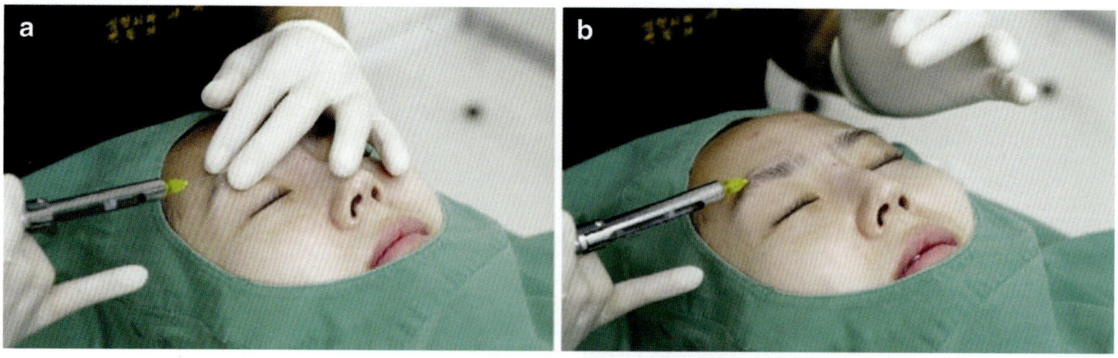

图 3.5　(a)进针点麻醉。(b)滑车上神经和眶上神经的区域麻醉。

表 3.2 针规内径和外径

针规	外径(mm)	内径(mm)
18G	1.27	0.84
20G	0.91	0.6
21G	0.82	0.51
25G	0.51	0.26
27G	0.41	0.21
30G	0.31	0.16

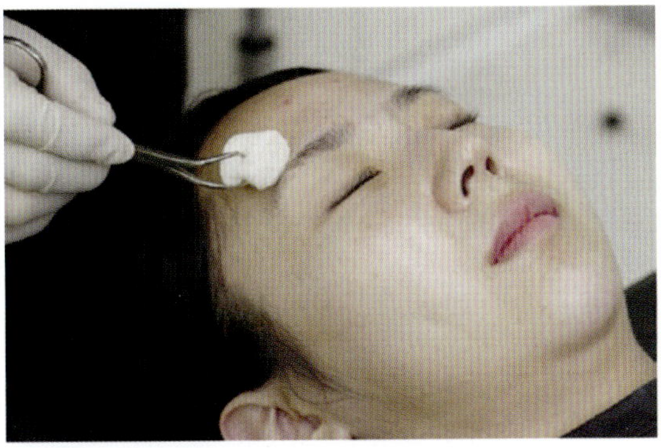

图 3.6 进行消毒和麻醉。

3.8 进针点

将眉外侧作为进针点。使用钝针时，在形成进针点后，将钝针插入帽状腱膜下平面并注入填充剂。在发际线外侧部分创建进针点时，钝针无法到达额部中央。考虑到动脉走行，眉毛上方 2cm 是一个合适的进针点，但眶上动脉的走行方式存在差异，因此，没有 100%安全的进针点[7]。另一个进针点可能在发际线上，但鉴于以下两个原因，其可能是一种危险的技术。一是钝针指向眼睛，二是因为颅骨是弯曲的，钝针也应该是弯曲的，很难将钝针尖端定位在帽状腱膜下位置[8]。

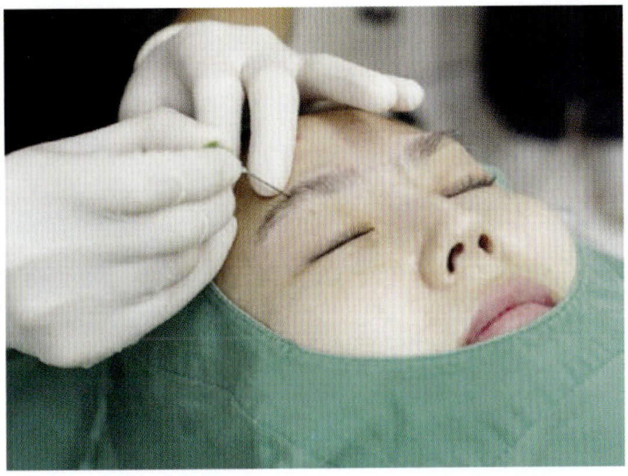

图 3.7 进针点穿刺。

3.9 步骤

如图 3.6 至图 3.12 所示。

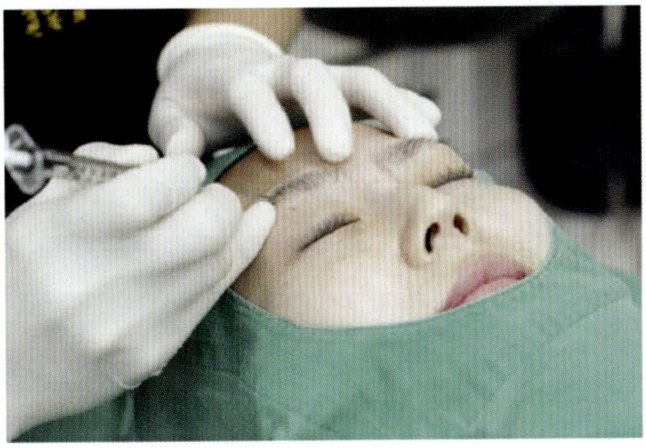

图 3.8 钝针穿额肌进入帽状腱膜下平面。

3.10 术前和术后照片

如图 3.13 和图 3.14 所示。

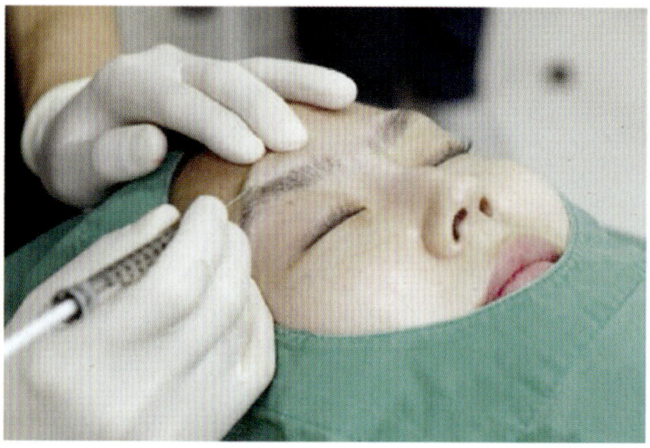

图 3.9 轻轻触碰钝针尖端，以获得所需的透明质酸注射位置。

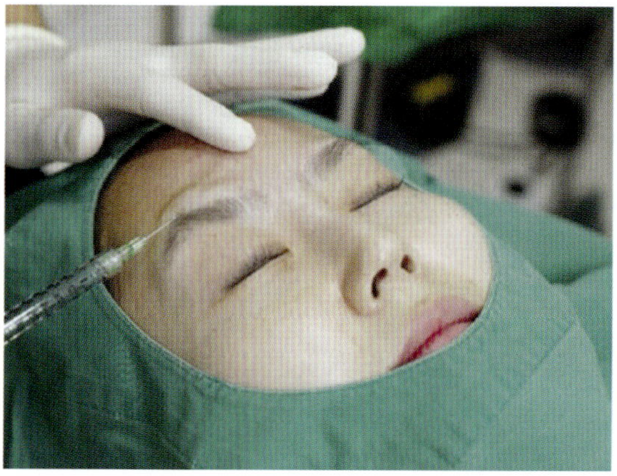

图 3.10 轻轻注入透明质酸填充剂。一次注入不超过 0.1mL 的透明质酸填充剂。

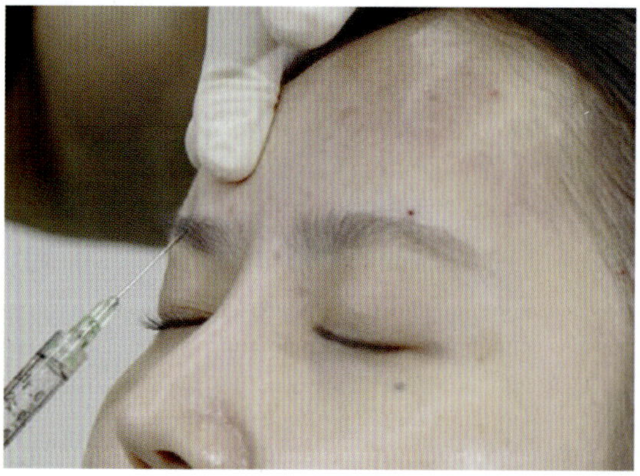

图 3.11 使患者处于直立位，缓慢注射以矫正不规则。

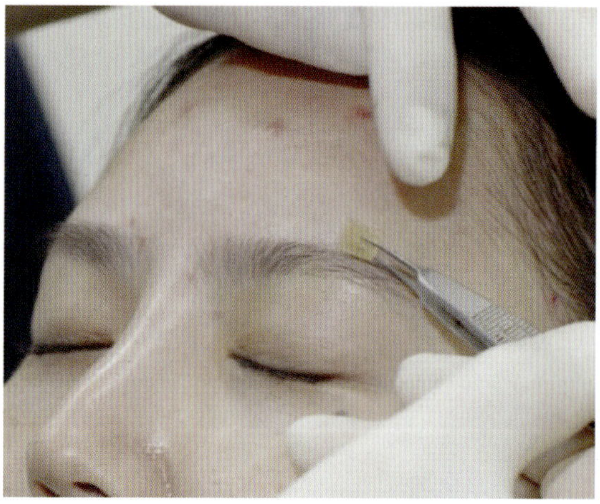

图 3.12 应用水胶体。

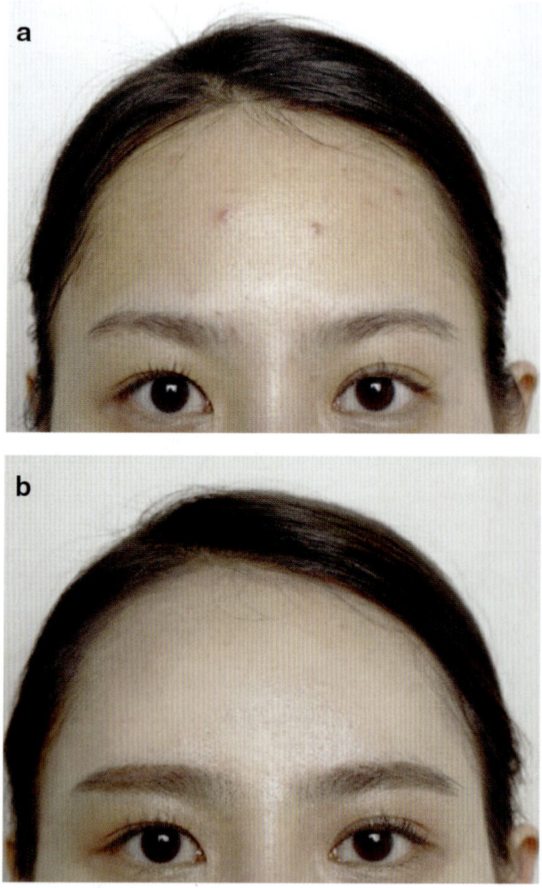

图 3.13 一例 23 岁的女性患者，其前额用 3mL 透明质酸填充。(a)术前正面观。(b)术后 2 周正面观。(待续)

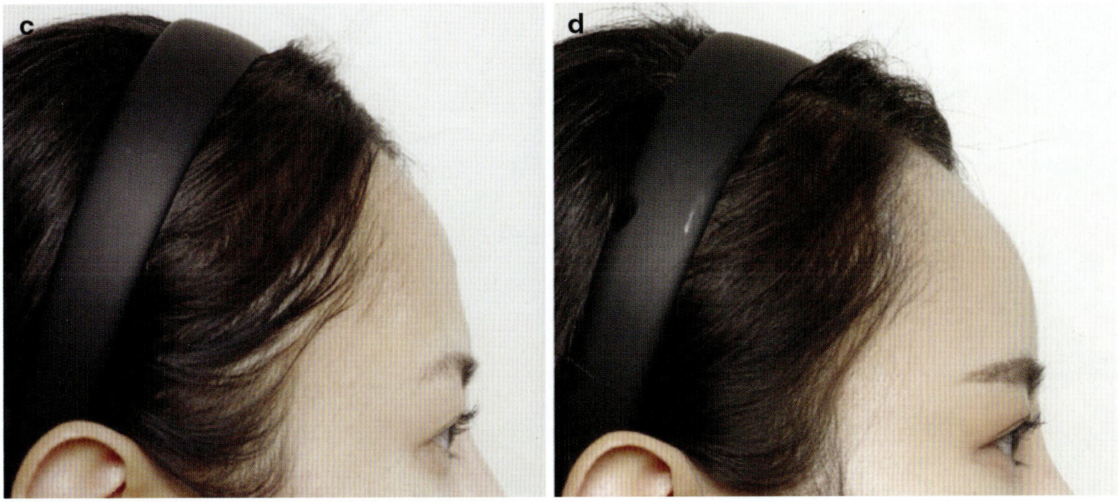

图 3.13(续)　(c)术前侧面观。(d)术后 2 周侧面观。

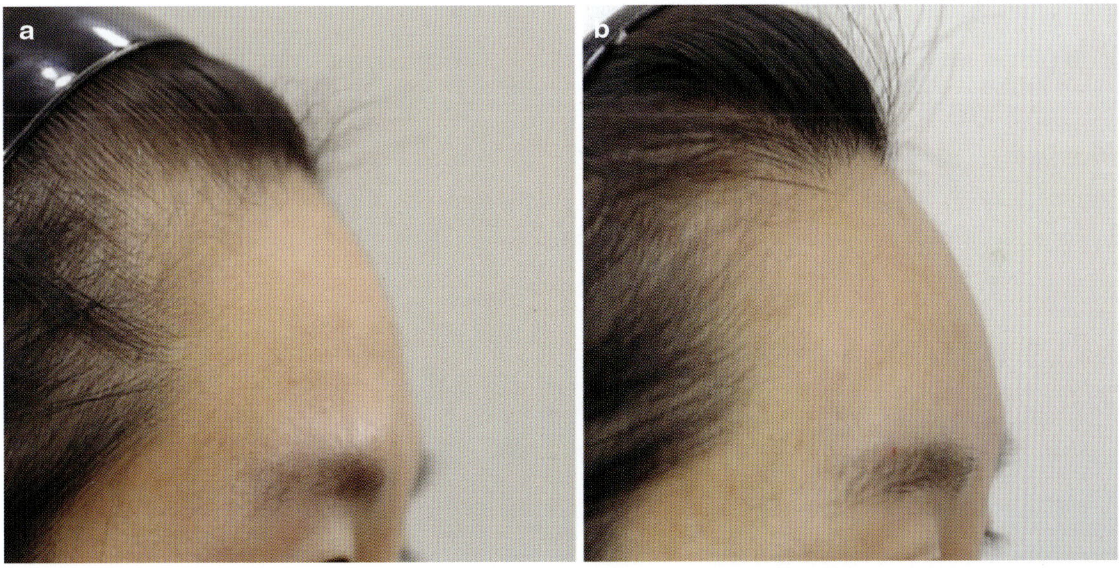

图 3.14　28 岁女性患者，其前额用 3mL 透明质酸填充。(a)术前侧面观。(b)术后侧面观。

3.11　其他技术

3.11.1 使用钝针在额外侧做进针点(图 3.15)

解剖学上，眶上动脉在眉毛上方 2cm 处有穿出额肌的倾向，因此，将进针点设在眉毛上方 2cm 处，在骨膜上层注射填充剂较为合理。但眶上动脉的深支可达眉毛以上 4cm，滑车上动脉亦有深支和浅支。这些变异可能会发生，因此，没有 100%安全的技术。此外，由于钝针的顺行和逆行移动，可能存在形成瘢痕的风险，并可能形成浸渍瘢痕[9]。作者个人不将此处作为进针点。

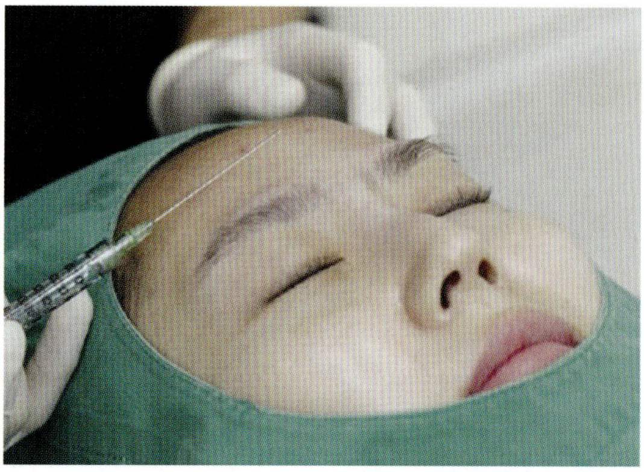

图 3.15 使用钝针在额外侧做进针点。

3.11.2 使用钝针在发际线做进针点(图 3.16)

这个进针点可能不太明显,但在眶上脊上方进行操作时,很难将钝针尖端定位到额肌下方,因为颅骨往往是弯曲的。此外,与滑车上动脉和(或)眶上动脉相遇存在风险,因为方向正好相对[10]。此外,在创建中线进针点时,滑车上动脉的一个中央动脉分支可能会被刺穿。

3.11.3 肉毒杆菌毒素注射(图 3.17)

对于一些经常活动额肌的患者,建议同时注射肉毒杆菌毒素,以防填充剂移位。

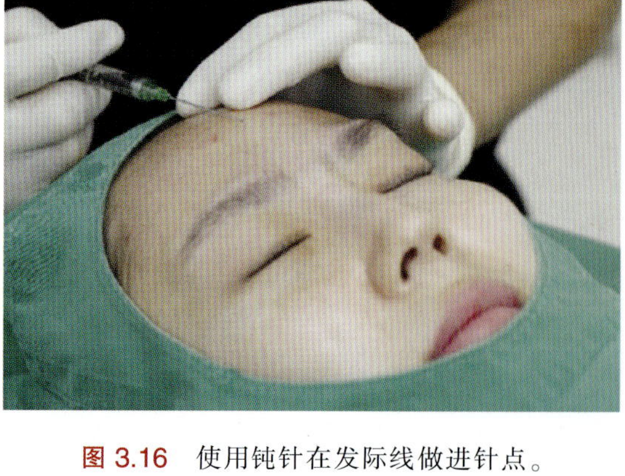

图 3.16 使用钝针在发际线做进针点。

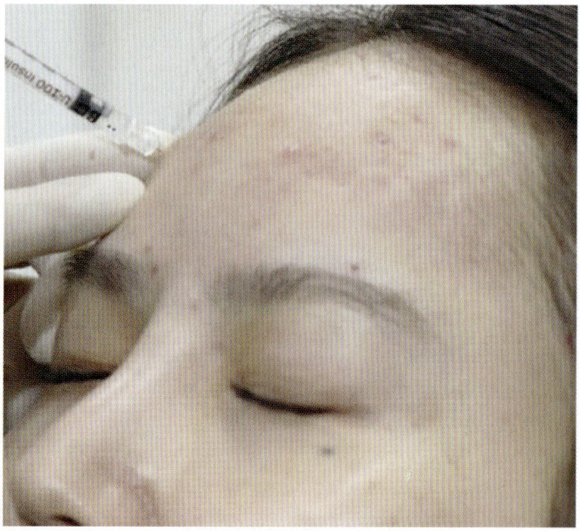

图 3.17 前额肉毒杆菌毒素注射。

要点

1.高内聚力。

2.层次:帽状腱膜下层。

3.动脉:滑车上动脉、眶上动脉、颞浅动脉走行。

4.凹凸不平是前额透明质酸填充剂注射的常见并发症。所以,注射到帽状腱膜下层及成型很重要。

5.不要在眶上脊附近注射。

参考文献

1. Cotofana S, Mian A, Sykes JM, Redka-Swoboda W, Ladinger A, Pavicic T, Schenck TL, Benslimane F, Ingallina F, Schlattau A. An update on the anatomy of the forehead compartments. Plast Reconstr Surg. 2017 Apr;139(4):864e–872e. https://doi.org/10.1097/PRS.0000000000003174.
2. Tansatit T, Phumyoo T, Jitaree B, Sawatwong W, Rungsawang C, Jiirasutat N, Sahraoui YME, Lee JH. Ultrasound evaluation of arterial anastomosis of the forehead. J Cosmet Dermatol. 2018 Dec;17(6):1031–6. https://doi.org/10.1111/jocd.12755.
3. van Loghem JAJ, Humzah D, Kerscher M. Cannula versus sharp needle for placement of soft tissue fillers: an observational cadaver study. Aesthet Surg J. 2017 Dec 13;38(1):73–88. https://doi.org/10.1093/

asj/sjw220.
4. Pavicic T, Yankova M, Schenck TL, Frank K, Freytag DL, Sykes J, Green JB, Hamade H, Casabona G, Cotofana S. Subperiosteal injections during facial soft tissue filler injections-Is it possible? J Cosmet Dermatol. 2020 Mar;19(3):590–5. https://doi.org/10.1111/jocd.13073.
5. Rohrich RJ, Pessa JE. The fat compartments of the face: anatomy and clinical implications for cosmetic surgery. Plast Reconstr Surg. 2007 Jun;119(7):2219–27. https://doi.org/10.1097/01.prs.0000265403.66886.54.
6. Pavicic T, Webb KL, Frank K, Gotkin RH, Tamura B, Cotofana S. Arterial wall penetration forces in needles versus cannulas. Plast Reconstr Surg. 2019 Mar;143(3):504e–512e. https://doi.org/10.1097/PRS.0000000000005321.
7. Cong LY, Phothong W, Lee SH, Wanitphakdeedecha R, Koh I, Tansatit T, Kim HJ. Topographic analysis of the supratrochlear artery and the supraorbital artery: implication for improving the safety of forehead augmentation. Plast Reconstr Surg. 2017 Mar;139(3):620e–627e. https://doi.org/10.1097/PRS.0000000000003060.
8. Lee W. Prevention of hyaluronic acid filler-induced blindness. Dermatol Ther. 2020 Jul;33(4):e13657. https://doi.org/10.1111/dth.13657.
9. Kim J. Novel forehead augmentation strategy: forehead depression categorization and calcium-hydroxyapatite filler delivery after tumescent injection. Plast Reconstr Surg Glob Open. 2018 Sep 6;6(9):e1858. https://doi.org/10.1097/GOX.0000000000001858.
10. Tansatit T, Apinuntrum P, Phetudom T. A dark side of the cannula injections: how arterial wall perforations and emboli occur. Aesthet Plast Surg. 2017 Feb;41(1):221–7. https://doi.org/10.1007/s00266-016-0725-7.

第 4 章

眉间皱纹矫正

眉间皱纹的位置因人而异，但通常出现在眉毛内侧的垂直线。皱纹的产生是由于皱眉肌和降眉间肌的反复收缩。所以，必须注射肉毒杆菌毒素来矫正眉间皱纹。当注射了肉毒杆菌毒素仍出现皱纹时，应考虑注射透明质酸填充剂。注射透明质酸有血管并发症风险，这也适用于眉间皱纹线。眉间是透明质酸填充剂注射的危险区域之一[1]。

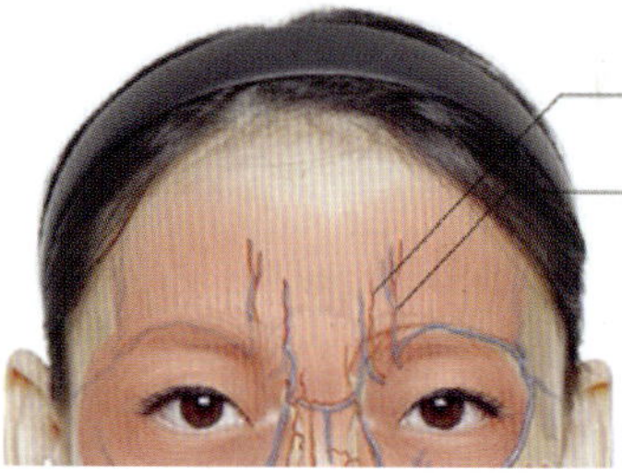

图 4.1 眉间皱纹与滑车上动脉的关系。

4.1 血管解剖

眉间皱纹通常位于滑车上动脉走行所在的部位（图 4.1）。眉间皱纹的形成是由于皮下层的真皮较薄，因此，填充剂注射应在真皮层或皮下上层。进行眉间皱纹矫正时，需要绕过滑车上动脉。

4.2 注射层次

眉间皱纹的形成机制是肌肉的重复运动，从而导致真皮和（或）皮下脂肪萎缩。所以，在注射透明质酸填充剂时，目标层应该是真皮层和（或）皮下层（图 4.2）。最重要的

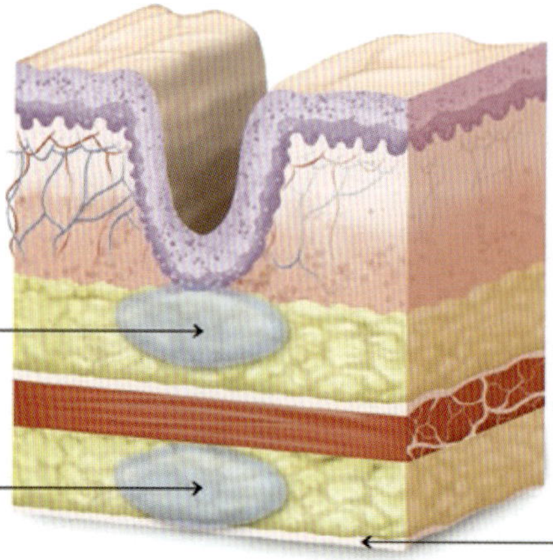

图 4.2 眉间皱纹注射层次。注射层次应为真皮层或皮下上层。

是滑车上动脉的走行。

滑车上动脉走行较深，通常在眉毛上方 2cm 处穿过肌肉[2]。但其也存在变异，位于皮下时可以通过多普勒超声检测[3]。当透明质酸填充剂被注射到滑车上动脉时，可能会出现眼部并发症，因此，眉间区域是发生眼部并发症的常见部位之一[4]。

4.3　多普勒超声

可以通过多普勒超声在眉间区域检测到滑车上动脉。避免注射到动脉内是最重要的。动脉位于眉间皱纹外侧（图 4.3），因此，可在眉间皱纹下注射填充剂。但当动脉位于该线时（图 4.4），则无法注射透明质酸填充

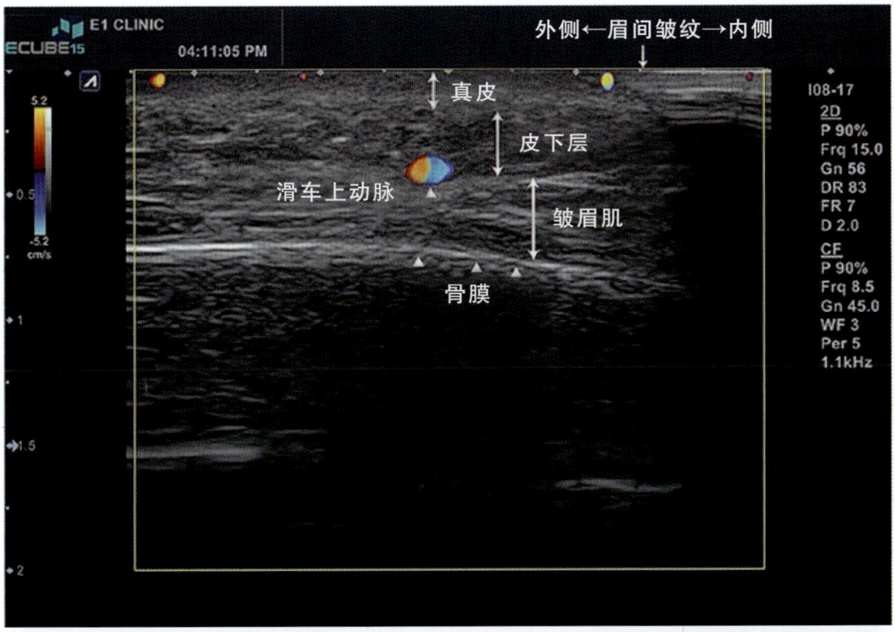

图 4.3　滑车上动脉位于眉间皱纹外侧。

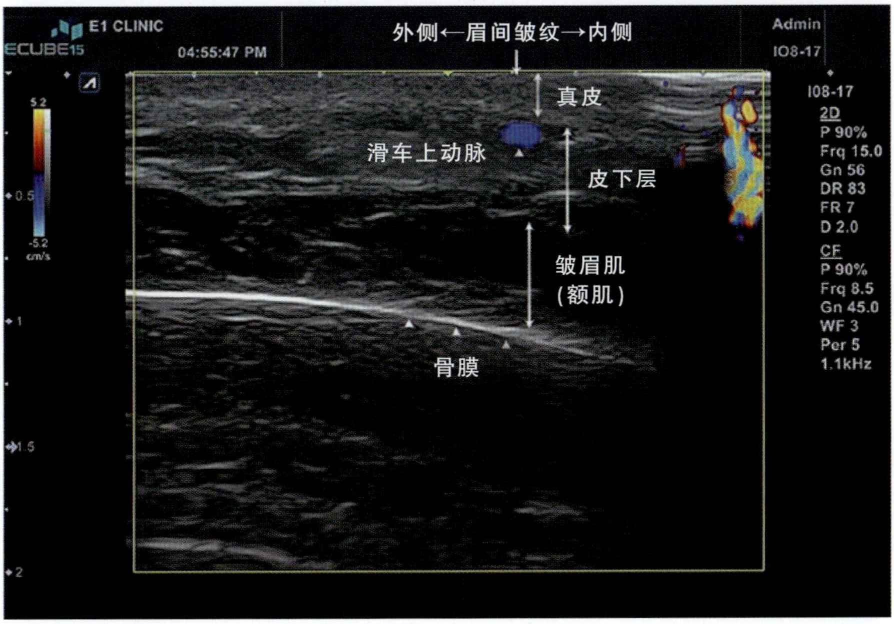

图 4.4　滑车上动脉位于眉间皱纹线。填充剂注射时，可能会穿透动脉。

剂，因此，不建议通过注射来矫正眉间皱纹。

4.4 填充剂选择

提拉皮肤以矫正皱纹很重要，但由于注射是在真皮和(或)皮下层进行的，填充剂不应过硬(表 4.1)。作者使用 Lorient 2 号或 4 号进行眉间皱纹矫正。

4.5 麻醉

需要使用局部麻醉药膏进行局部麻醉。

4.6 锐针对比钝针

皱纹矫正需要精准注射，所以作者通常在多普勒超声检测后使用锐针注射。

4.7 注射技术(图 4.5 至图 4.9)

眉间皱纹填充剂注射是一种非常简单的方法，但作者在矫正之前会使用多普勒超声。最重要的是预防血管并发症，建议使用肉毒杆菌毒素。

表 4.1 Lorient 流变测试结果

产品	G'(Pa)	G"(Pa)	黏度(μ)	Tan δ	内聚力(N)
Lorient 2 号	203	41	1 673 007	0.20	0.4401
Lorient 4 号	338	95	2 795 776	0.28	0.4237
Lorient 6 号	413	121	3 423 232	0.29	0.4454

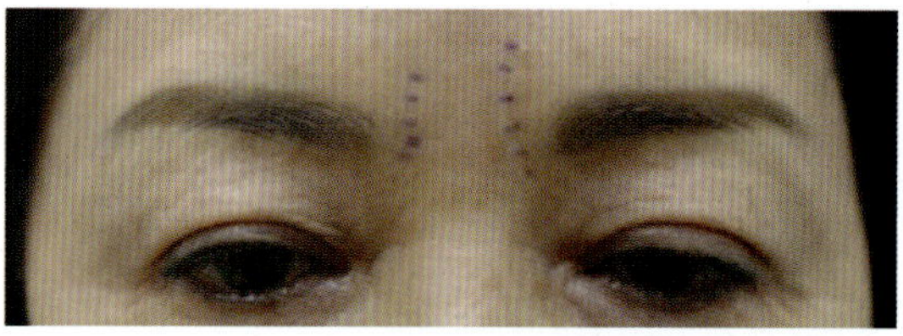

图 4.5 眉间皱纹矫正设计。

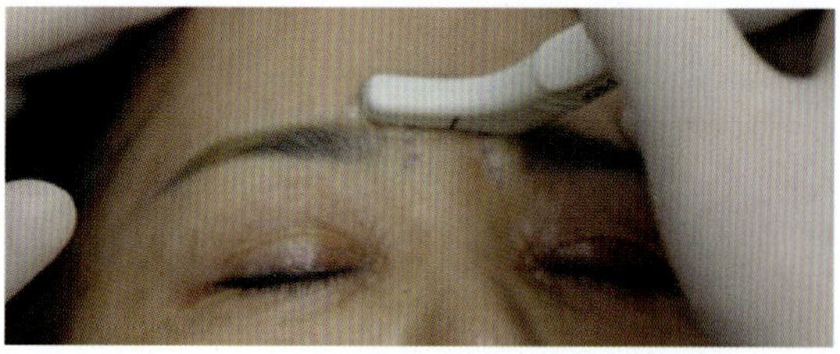

图 4.6 多普勒超声检测滑车上动脉。

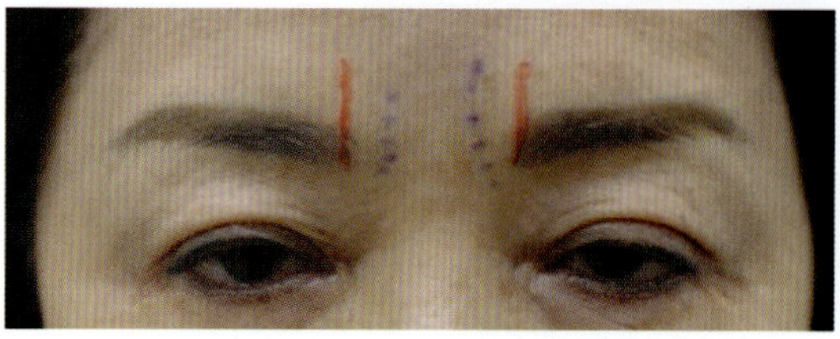

图 4.7 绘制检测到的动脉。

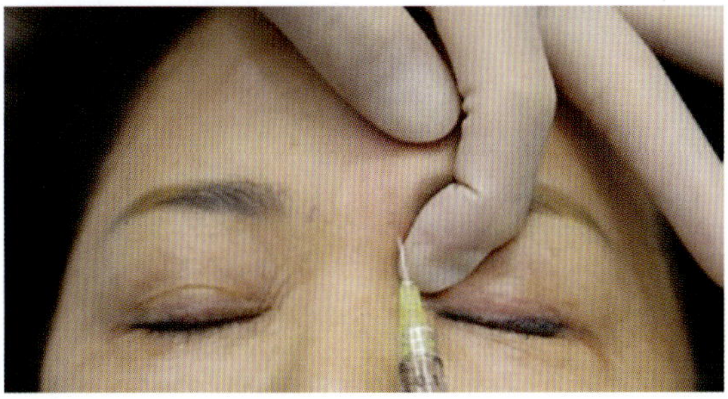

图 4.8　注射透明质酸填充剂。使用 27~30G 注射针，远离眼部进针，建议压迫眶内侧。

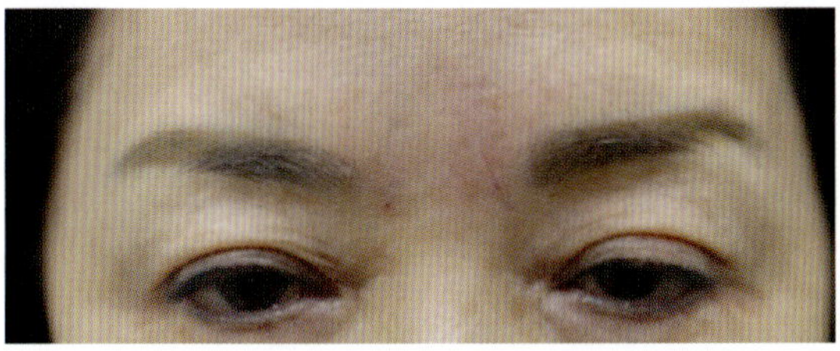

图 4.9　透明质酸填充剂注射后即刻。

参考文献

1. Scheuer JF 3rd, Sieber DA, Pezeshk RA, Gassman AA, Campbell CF, Rohrich RJ. Facial danger zones: techniques to maximize safety during soft-tissue filler injections. Plast Reconstr Surg. 2017 May;139(5):1103–8. https://doi.org/10.1097/PRS.0000000000003309.
2. Cong LY, Phothong W, Lee SH, Wanitphakdeedecha R, Koh I, Tansatit T, Kim HJ. Topographic analysis of the supratrochlear artery and the supraorbital artery: implication for improving the safety of forehead augmentation. Plast Reconstr Surg. 2017 Mar;139(3):620e–7e. https://doi.org/10.1097/PRS.0000000000003060.
3. Lee W, Moon HJ, Kim JS, Yang EJ. Safe glabellar wrinkle correction with soft tissue filler using doppler ultrasound. Aesthet Surg J. 2020 Jul 9:sjaa197. https://doi.org/10.1093/asj/sjaa197.
4. Beleznay K, Carruthers JD, Humphrey S, Jones D. Avoiding and treating blindness from fillers: a review of the world literature. Dermatol Surg. 2015 Oct;41(10):1097–117. https://doi.org/10.1097/DSS.0000000000000486.

第 5 章

颞部填充

5.1 解剖学和注意事项

颞部区域由包括额骨、顶骨、颞骨和蝶骨在内的颅骨组成，并被多层厚的软组织覆盖。颞部区域从上颞中隔到颧弓。对于东方人来说，颧弓突出比较常见，所以颞部较为凹陷。填充颞部区域可以使额头到颧骨的线条自然弯曲。

从外表面看，颞部区域由皮肤、皮下层、颞浅筋膜、颞深筋膜、颞肌和骨骼等复杂层组成(图 5.1)。颞浅筋膜和颞深筋膜之间也有疏松的结缔组织和无名筋膜，根据颞部区域的高度可以找到腮腺颞筋膜[1]。

注射透明质酸填充剂可分为 3 个层次：①在皮下层的浅表注射；②在颞浅筋膜和颞深筋膜之间注射；③深部注射，即通过锐针行颞肌下注射[2]。颞肌和颞深筋膜之间有一层脂肪层，这是颊脂垫在颞部的延伸，因此，注射到这一层会导致填充剂迁移到颊区。最简单的技术是通过用针头接触骨面行深部注射。但最近发现这一技术存在多个问题。首先，有 1 例穿透颞骨的病例报道[3]。颞深筋膜是非常坚硬的组织，因此，很难用钝针将其穿透。但锐针可以同时穿透颞深筋膜和颞肌，且颞骨结构很薄，有被破坏的可能。其次，颞肌是咀嚼肌的一部分，不存在骨膜。因此，颞肌非常牢固地附着在骨头上，深部注射意味着注射到颞肌而不是骨膜上层[4]。参与咀嚼动作的颞肌施加了连续的剪切力。表 5.1 列出了深部注射的其他可能问题。

作者习惯在颞浅筋膜和颞深筋膜之间

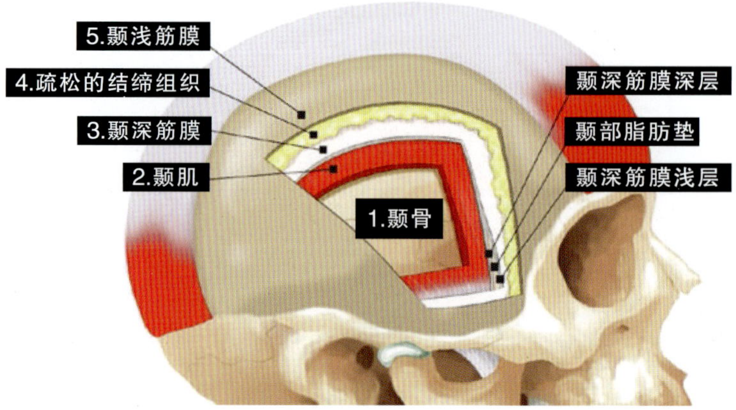

图 5.1 颞部区域多层次。

表 5.1　颞部深部注射的缺点

1.锐针穿透颞骨病例报道[3]
2.进针应采用深部注射，有可能损伤颞浅动脉、颞深动脉前支和颞中静脉等血管[5]
3 需要较多的填充剂
4.无法注入肌肉下层，因此，由于肌肉作用，注射剂寿命会缩短[4]
5.产生肉芽肿时不易清除[6]

注射，因为颞浅动脉和面神经颞支在颞浅筋膜的保护下走行。钝针很容易刺破颞浅筋膜，暴露出一个相对安全的平面。与深部注射相比，少量透明质酸填充剂即可显示出更好的效果。

颞区的重要血管有颞浅动脉、前哨静脉、颞中静脉和颞深动脉。当对颞区进行触诊时，易触及颞浅动脉搏动（图 5.2）[7]。颞浅动脉是颈外动脉的一个分支，从耳部垂直向前走行。颞浅动脉的前额支在颞区表面走行。颞浅动脉是一个相对较大的血管，因此，其很容易被多普勒超声检测到（图 5.3）。

建议在眉毛末端上方 1cm 和外侧 1cm 处进行垂直注射[8]，但这一技术存在穿破颞浅动脉、颧眶动脉和颞深动脉前支的风险。

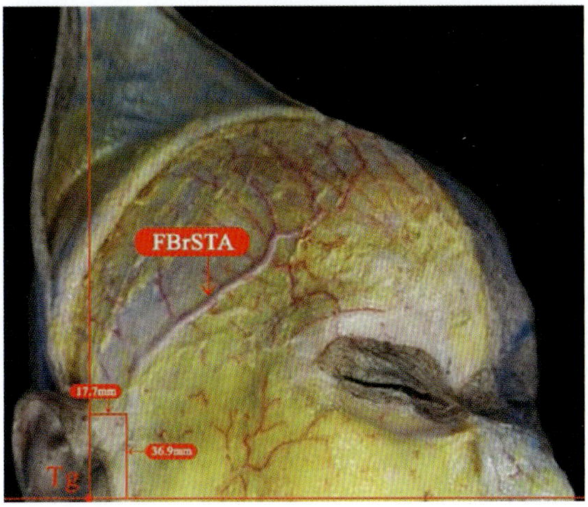

图 5.2　颞浅动脉（尸体标本）。FBrSTA：颞浅动脉额支。

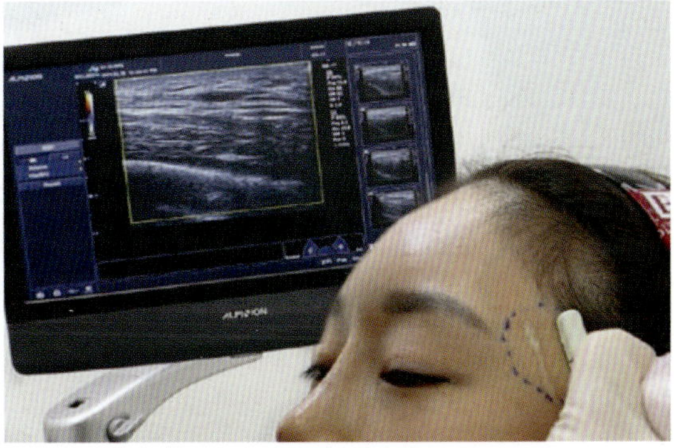

图 5.3　颞部超声检查。

在超声扫描中，可以检测到两条动脉，即颞浅动脉和颞深动脉（图 5.4）。该区域也靠近危险区，即前哨静脉浅出且存在面神经颞支浅出的区域[9]。垂直深部注射是最简单的技术，但医生应注意颞部动脉之间的关系（图 5.5）。

颞中静脉倾向于在颞深筋膜层和颧弓水平以上 1cm 走行，并深入颞深筋膜。因此，在颞浅筋膜和颞深筋膜之间的空间注射较为安全，不会伤及颞中静脉[10]。

前哨静脉，称为内侧颧颞静脉，通常在前额外侧可见，只要不通过锐针注射，风险不高。但当大量填充剂被注射到颞部区域时，这条突出的静脉就会显现出来。因此，如

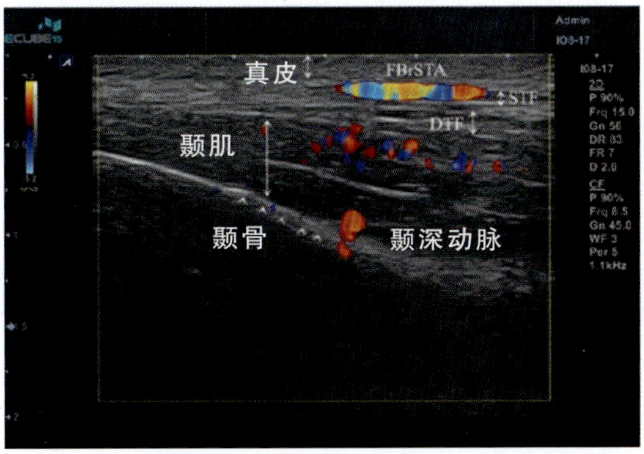

图 5.4　多普勒超声显示颞部区域的动脉：颞浅动脉额支（FBrSTA）和颞深动脉前支。STF，颞浅筋膜；DTF，颞深筋膜。

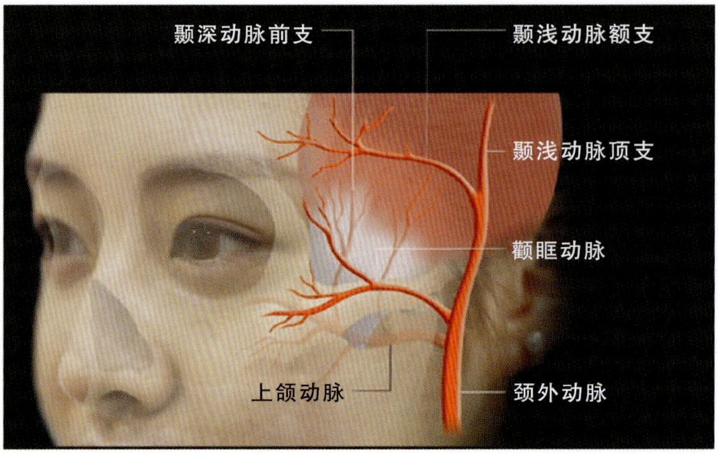

图 5.5 颞部区域的动脉及垂直深部注射需要注意的动脉。

果注射前可以看到这条静脉,应嘱患者进行瓦氏动作,可以帮助评估结果。对突出静脉的操作需要术前获得知情同意。

5.2 填充剂选择

颞部区域面积很大,医生应考虑内聚力。如果最终目的是提拉,还应考虑提拉能力。作者选择颞浅筋膜和颞深筋膜之间的层次,在颞部区域使用 Lorient 4 号(表 5.2)。作者使用 Lorient 4 号进行颞部填充。

5.3 进针点

当通过钝针进行注射时,进针点在发际线或眉毛附近(图 5.6)。

5.4 麻醉

通常不进行局部阻滞[耳颞神经和(或)颧颞神经阻滞]。通常进行局部麻醉,在进针点和颞深筋膜层下注射。

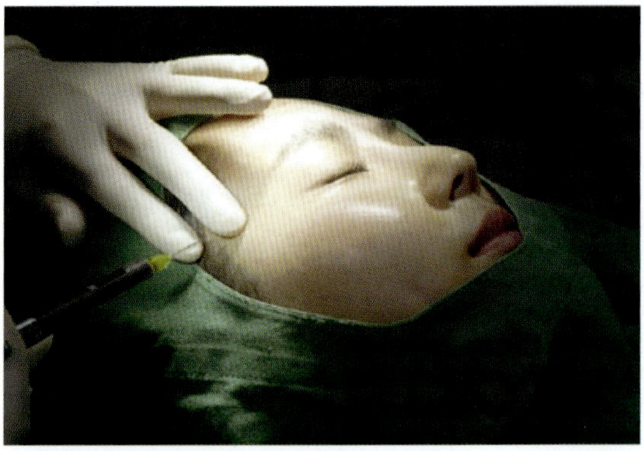

图 5.6 进针点局部麻醉。

表 5.2 Lorient 流变测试结果

产品	G'(Pa)	G"(Pa)	黏度(μ)	Tan δ	内聚力(N)
Lorient 2 号	203	41	1 673 007	0.20	0.4401
Lorient 4 号	338	95	2 795 776	0.28	0.4237
Lorient 6 号	413	121	3 423 232	0.29	0.4454

5.5 注射技术(图5.7至图5.11)

行颞浅动脉多普勒超声检测,然后在发际线处注射局部麻醉剂。在进针点穿刺后,插入21G钝针。颞浅筋膜很容易被钝针穿透,但颞深筋膜很难被穿透,因此,钝针尖端可以很容易地进入颞浅筋膜和颞深筋膜之间。当钝针尖端位置正确时,注入透明质酸填充剂。使用逆行线性技术轻柔注射。

颞浅动脉位于颞浅筋膜,因此,将钝针针孔向下。用左手可以感受透明质酸填充注射。

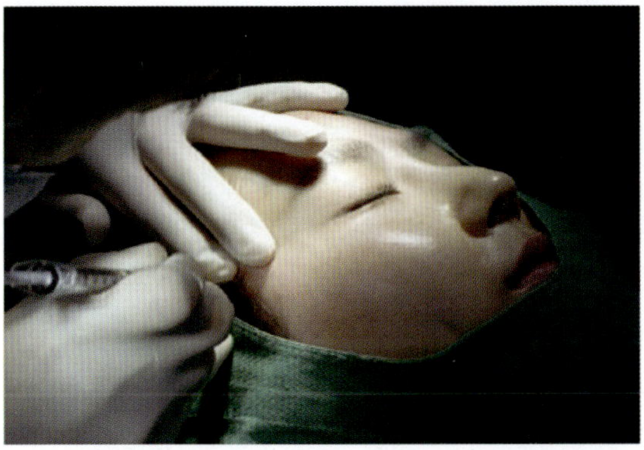

图 5.7 使21G钝针进入颞浅筋膜和颞深筋膜之间。颞浅筋膜易穿孔。

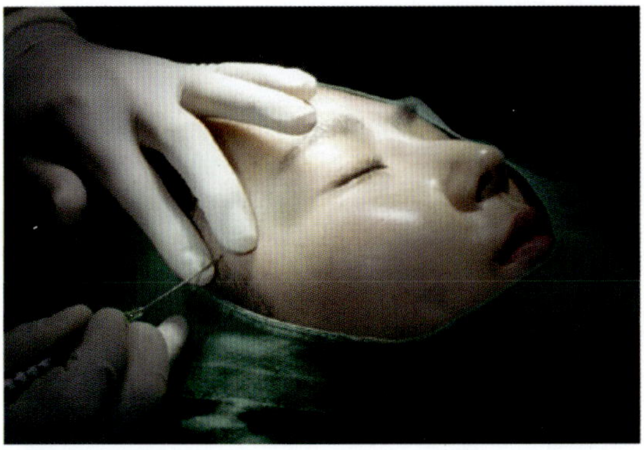

图 5.8 在颞浅筋膜和颞深筋膜之间使用钝针尖端轻柔地进行。

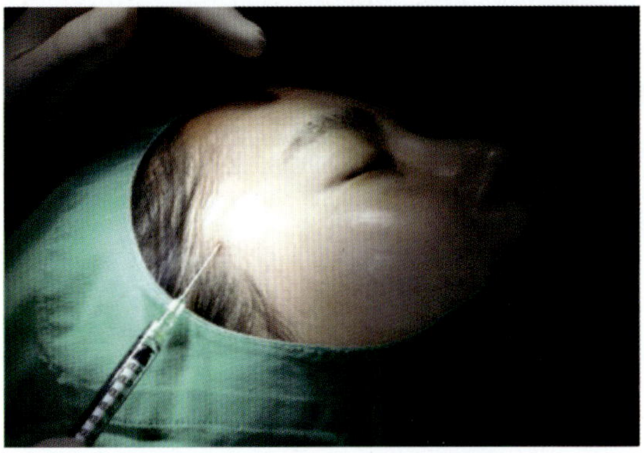

图 5.9 通过线性技术进行轻柔注射。

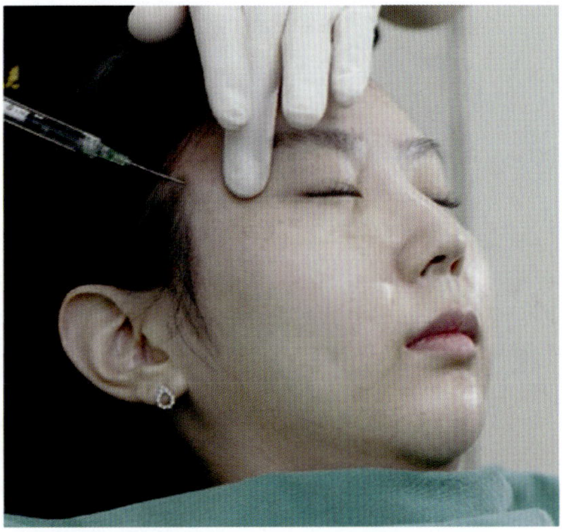

图 5.10 使患者处于直立位,如果有区域容量不足,则注射填充剂。

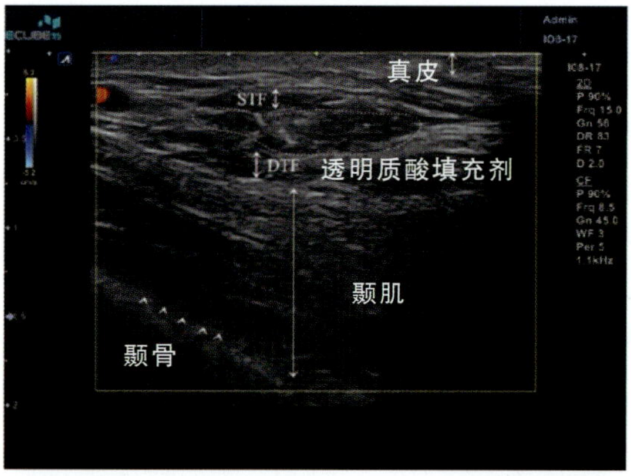

图 5.11 透明质酸填充剂(虚线所示)注射后的超声检查结果。

5.6 术前和术后照片

如图 5.12 和图 5.13 所示。

要点

1.层次：颞浅筋膜和颞深筋膜之间的皮下层。

2.血管：颞浅动脉、前哨静脉、颞中静脉和颞深动脉前支。

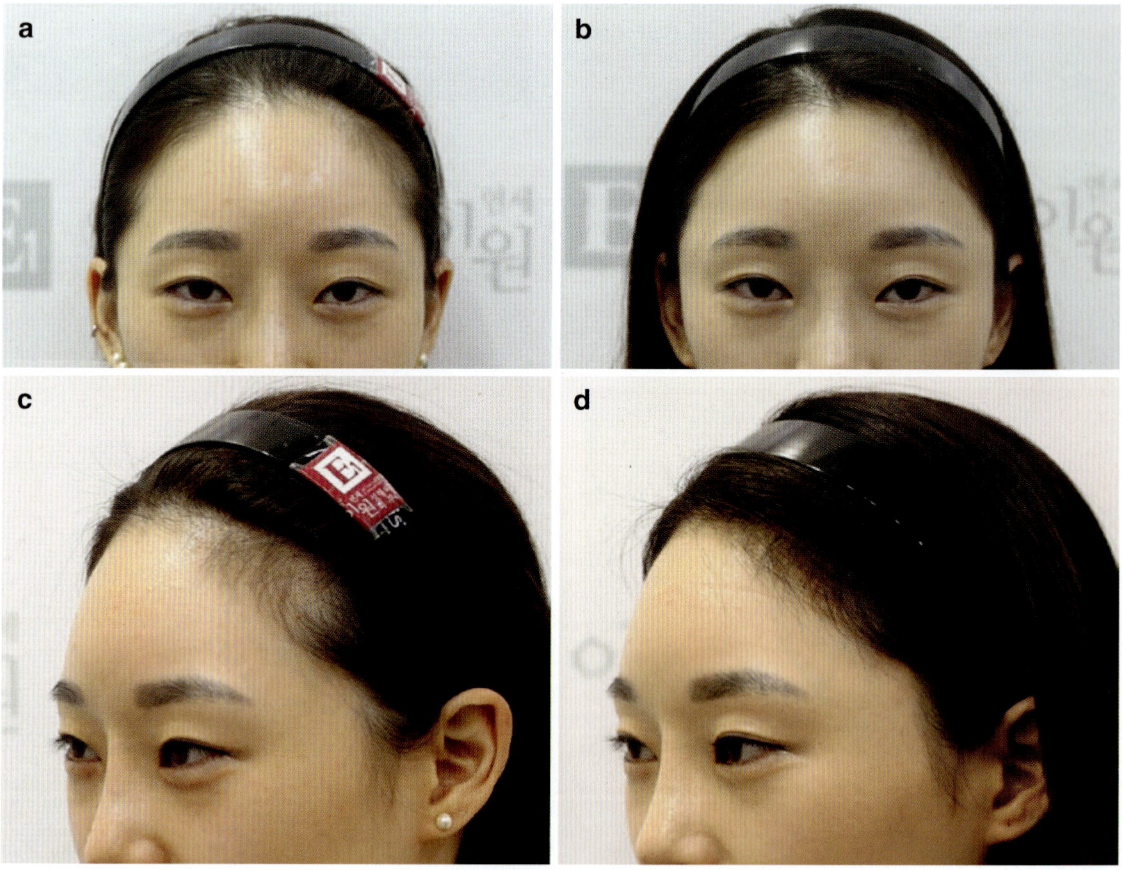

图 5.12 29 岁患者。双侧注射 0.8mL 透明质酸填充剂。(a)术前正面观。(b)术后 3 个月正面观。(c)术前 45°侧面观。(d)术后 3 个月 45°侧面观。

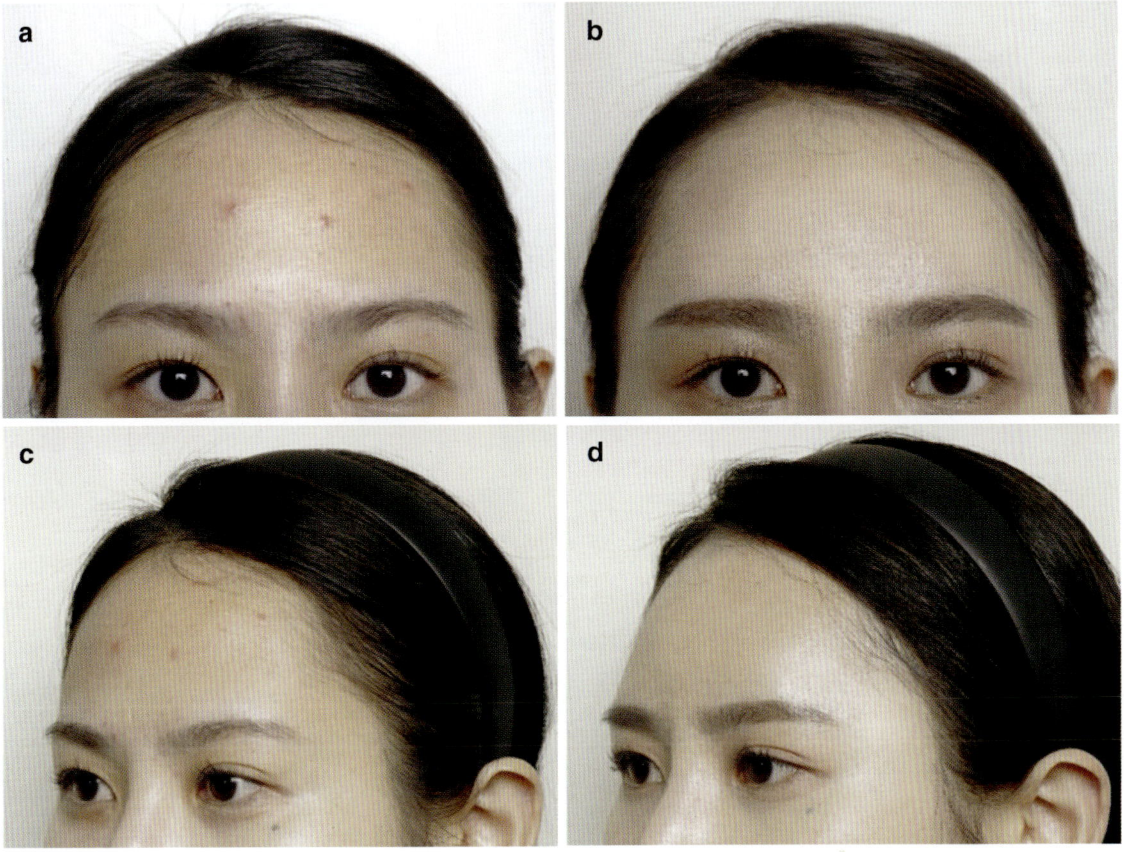

图 5.13　23 岁患者。双侧注射 1mL 透明质酸填充剂。(a)术前正面观。(b)术后 2 周正面观。(c)术前 45°侧面观。(d)术后 2 周 45°侧面观。

参考文献

1. Davidge KM, van Furth WR, Agur A, Cusimano M. Naming the soft tissue layers of the temporoparietal region: unifying anatomic terminology across surgical disciplines. Neurosurgery. 2010 Sep;67(3 Suppl Operative):ons120–9.
2. Breithaupt AD, Jones DH, Braz A, Narins R, Weinkle S. Anatomical basis for safe and effective volumization of the temple. Dermatol Surg. 2015 Dec;41(Suppl 1):S278–83. https://doi.org/10.1097/DSS.0000000000000539.
3. Philipp-Dormston WG, Bieler L, Hessenberger M, Schenck TL, Frank K, Fierlbeck J, et al. Intracranial penetration during temporal soft tissue filler injection-is it possible? Dermatol Surg. 2018;44(1):84–91.
4. van Loghem JAJ, Humzah D, Kerscher M. Cannula versus sharp needle for placement of soft tissue fillers: an observational cadaver study. Aesthet Surg J. 2017 Dec 13;38(1):73–88. https://doi.org/10.1093/asj/sjw220.
5. Carruthers J, Humphrey S, Beleznay K, Carruthers A. Suggested injection zone for soft tissue fillers in the temple? Dermatol Surg. 2017;43(5):756–7.
6. Lee JM, Kim YJ. Foreign body granulomas after the use of dermal fillers: pathophysiology, clinical appearance, histologic features, and treatment. Arch Plast Surg. 2015;42(2):232–9.
7. Lee J-G, Yang H-M, Hu K-S, et al. Frontal branch of the superficial temporal artery: anatomical study and clinical implications regarding injectable treatments. Surg Radiol Anat. 2015;37(1):61–8.
8. Sykes JM, Cotofana S, Trevidic P, Solish N, Carruthers J, Carruthers A, et al. Upper face: clinical anatomy and regional approaches with injectable fillers. Plast Reconstr Surg. 2015;136(5 Suppl):204s–18s.
9. Trinei FA, Januszkiewicz J, Nahai F. The sentinel vein: an important reference point for surgery in the temporal region. Plast Reconstr Surg. 1998 Jan;101(1):27–32. https://doi.org/10.1097/00006534-199801000-00006.
10. Jung W, Youn KH, Won SY, Park JT, Hu KS, Kim HJ. Clinical implications of the middle temporal vein with regard to temporal fossa augmentation. Dermatol Surg. 2014;40(6):618–23.

第 6 章

鼻部填充

在鼻部方面，东西方患者差别不大。西方患者通常鼻背较高，因此，将透明质酸填充剂用于一些凹陷区域，以矫正偏差。通常会进行少量锐针注射[1]。对于东方患者，由于鼻背较低，需要注射大量的透明质酸[2]。因此，血管解剖学非常重要。鼻部可分为鼻根、鼻缝点、鼻尖上区和鼻尖，了解每个注射区域的血管解剖结构和层次非常重要[3]。

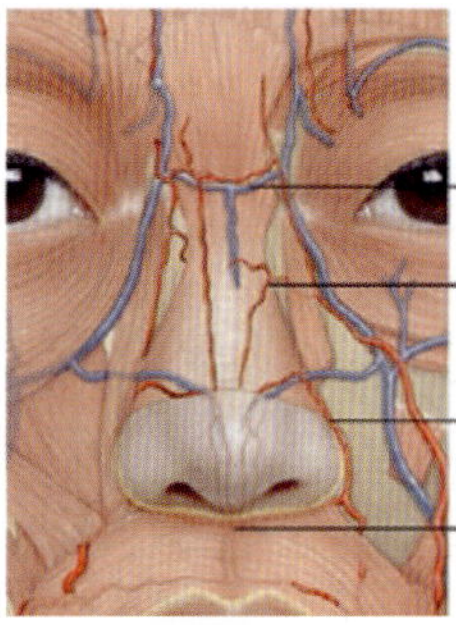

图 6.1　鼻部血管解剖。

6.1　鼻根和鼻缝点

6.1.1 解剖学和常规注意事项

最常见的填充手术之一是填充鼻背。填充剂注射有两个可能的层次，即皮下层和骨膜上层。在尸体研究中，动脉和静脉在纤维肌层上方走行，因此，骨膜上层是安全的注射平面[4]。但应用多普勒超声可在骨膜上层检测到背鼻动脉分支，因此，没有100%安全的注射部位[2]。

由于颈外动脉(眼动脉)和颈内动脉(面动脉)的分支在鼻部吻合，我们可以估计鼻动脉的压力并不高(图 6.1)。因此，当进行填充剂注射时，低注射压力可能会影响眼动脉。之前的一篇论文描述了眉间区域是眼部并发症最常见的区域[5]。但近期的一篇论文描述了鼻部注射是导致出现眼部并发症的最常见原因[6]。因此，医生应意识到注射隆鼻是一种非常危险的手术。

6.1.2 多普勒超声表现

我们可以在向鼻部注射填充剂之前检查动脉走行。可在鼻部放置探头，以观察血管解剖结构(图 6.2 和图 6.3)。

6.1.3 注射技术

许多医生倾向于使用钝针经鼻小柱下入路进行注射[4]。钝针应位于骨膜上层。但当钝针尖端稍倾斜以接近皮下层时，这一技术会导致血管损伤。例如，在鼻驼峰病例中，钝针尖端在经过驼峰区域后很可能位于皮下层，存在血管损伤的风险。进行垂直注射时，针尖可位于骨膜上层，但针头在该层时可能

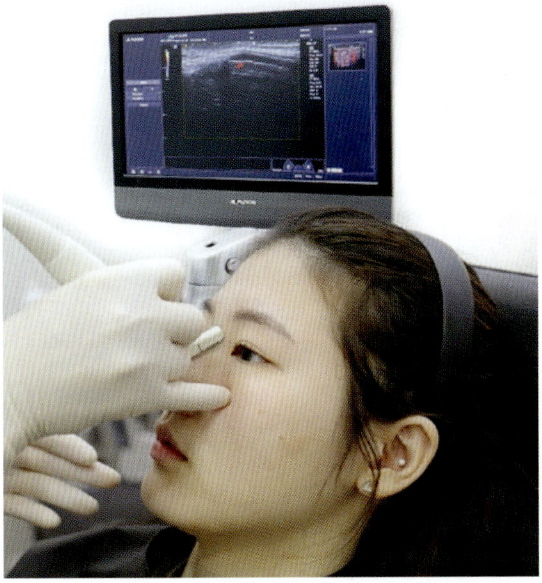

图 6.2　鼻部多普勒超声所见。

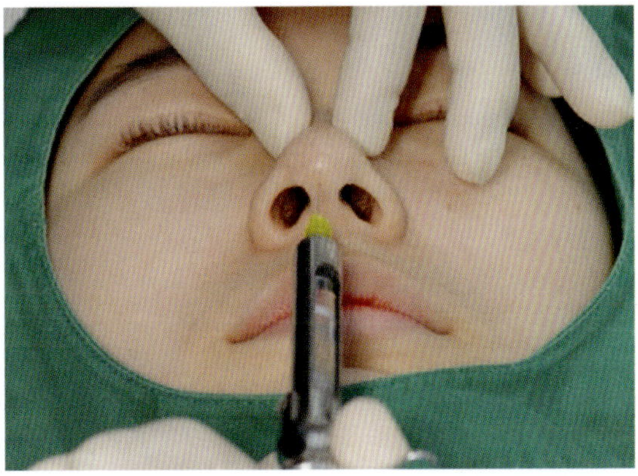

图 6.4　鼻小柱小叶下区域局部利多卡因麻醉。

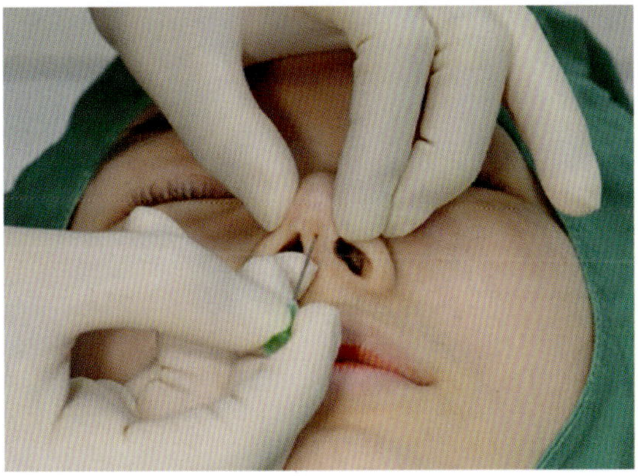

图 6.5　用 21G 针穿刺。

会遇到动脉和(或)静脉[7]。我们的研究表明，如果在鼻根部区域进行垂直注射，即使进行骨面接触，填充剂是否可进入鼻背动脉取决于针斜面位置[8]。

6.1.3.1 钝针的鼻小柱下入路技术

见图 6.4 至图 6.7。

6.1.3.2 垂直锐针注射

见图 6.8 和图 6.9。

鼻部注射是东亚人中的常见手术，鼻部也是最常发生血管意外的部位。所以，轻柔注射最重要。通常，推注压力高于血压，因此，缓慢注射很重要[9]。

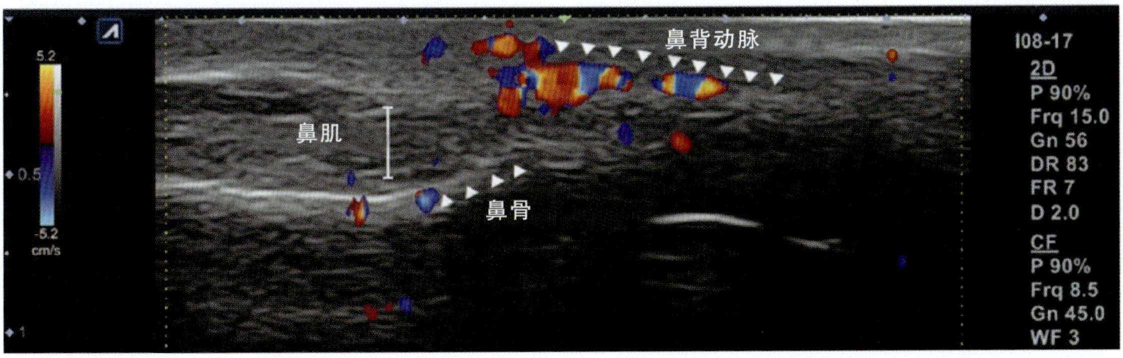

图 6.3　多普勒超声表现。可在鼻肌上方检测到鼻背动脉。

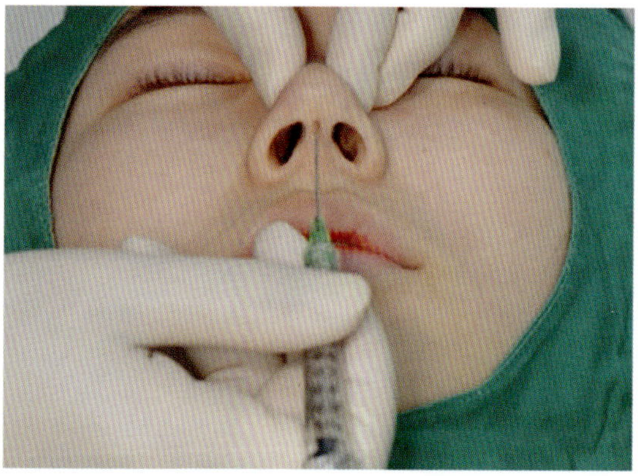

图 6.6 接近钝针尖端。

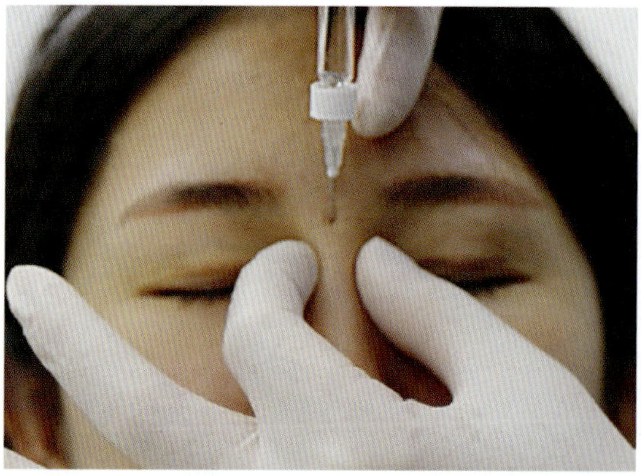

图 6.9 进行鼻部注射时，建议挤压鼻背动脉路径。

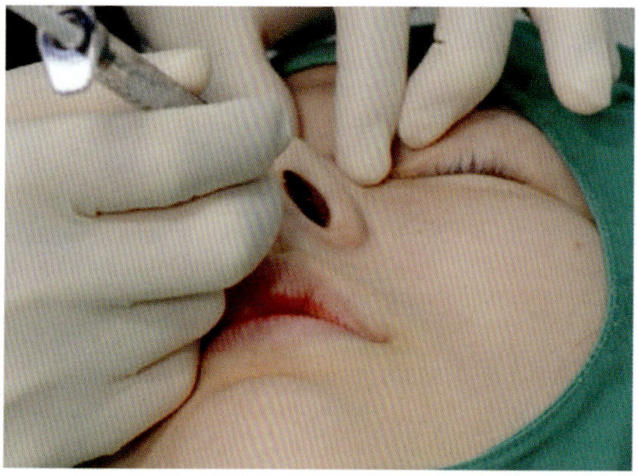

图 6.7 当钝针尖端通过鼻骨时，医生应感觉到骨刮痕（骨膜），以定位骨膜上层。

6.1.4 鼻部增宽

另一个应该考虑的因素是填充剂的硬度。随着时间的推移，一些患者鼻部注射部位会扩大，这是因为注入材料的特性和注入层次。肌肉下层是相对安全的注射部位，但填充剂应足够坚硬，以抵抗鼻肌的压缩力。当使用低 G'填充剂进行注射时，其可能会扩散到鼻侧面。在鼻部或颏部填充等手术中，作者通常使用高 G'填充剂注射到肌肉下。我们还可以考虑皮下注射少量低 G'填充剂（图 6.10）。

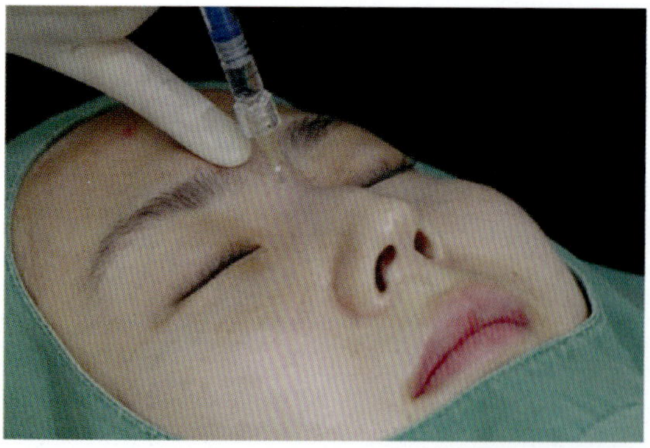

图 6.8 垂直锐针注射针尖应位于骨膜上层（注射前应进行抽吸试验）。

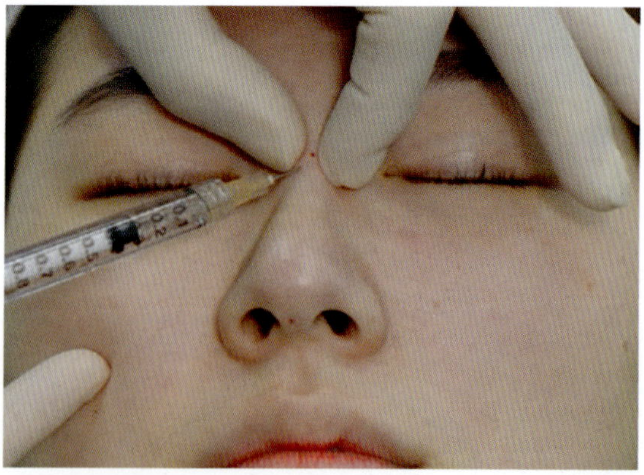

图 6.10 皮下注射少量填充剂。

6.1.5 填充剂选择

作者习惯使用高 G'双相填充剂。当对骨膜上层进行填充剂注射时，填充剂应足够坚硬，以抵抗持续的压缩力（表 6.1）。作者使用 Lorient 6 号进行鼻部填充。

6.1.6 针径

许多医生使用胰岛素注射器或 30G 针头进行垂直注射[7]。但一些透明质酸填充剂在通过 30G 针头时，填充剂特性会发生改变。作者通过流变仪对填充剂进针前后进行测试，发现部分填充剂 G'参数改变了 50%[10]。通常 30G 针头的内径为 0.16mm，当填充剂粒径较大时，可能会失去其本身的特性。所以，需要选择合适的填充剂。

要点

1.层次：骨膜上层、真皮下层。

2.填充剂：在骨膜上层注射时为高 G'填充剂。

3.血管：鼻背动脉、鼻外侧动脉、角间静脉。

6.2 鼻尖

美学轮廓结合了鼻背和鼻尖。在进行鼻整形手术时，穹隆间缝合对于鼻尖高度至关重要。最近使用带齿线进行鼻尖填充[11]。因此，在进行填充剂注射时，鼻尖填充是必不可少的程序。但问题是动脉供应。眼动脉的鼻背动脉、面动脉的鼻外侧动脉、唇上动脉的鼻小柱动脉均在鼻尖区吻合。鼻尖区域由相对较厚的皮肤和直径较小的动脉分支组成，因此，血管并发症风险较高，无论是血管内栓塞还是血管外压迫。所以，应避免大量注射（图 6.11）。此外，以前做过鼻整形手术的患者往往会要求做鼻尖整形，但医生应考虑之前手术导致的鼻小柱动脉受损，因此需要格外小心。

6.3 术前和术后照片

如图 6.12 所示。

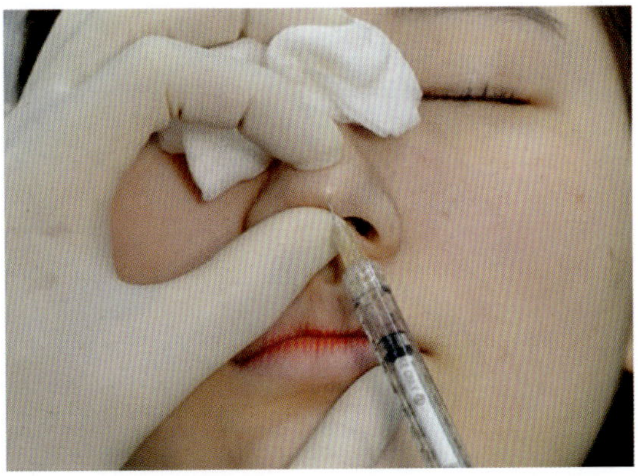

图 6.11 鼻尖注射（0.1mL，Lorient 2 号）。

表 6.1 Lorient 流变测试结果

产品	G'(Pa)	G"(Pa)	黏度(μ)	Tan δ	内聚力(N)
Lorient 2 号	203	41	1 673 007	0.20	0.4401
Lorient 4 号	338	95	2 795 776	0.28	0.4237
Lorient 6 号	413	121	3 423 232	0.29	0.4454

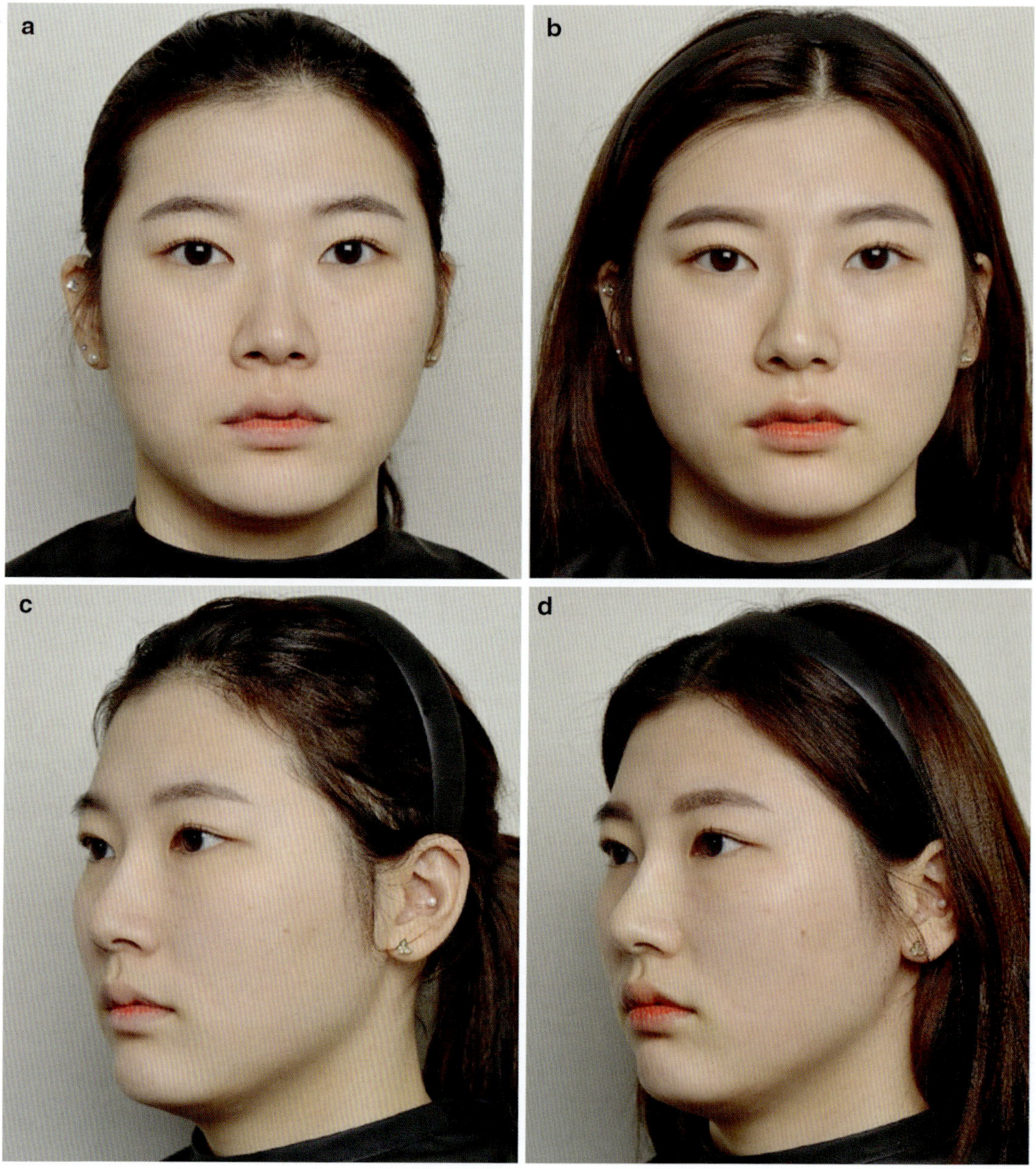

图 6.12 术前和术后照片:Lorient 6 号鼻背骨膜上层 0.5mL,Lorient 2 号鼻背真皮下层 0.1mL,Lorient 2 号鼻尖 0.1mL。(a)术前正面观。(b)术后 2 天正面观。(c)术前 45°侧面观。(d)术后 2 天 45°侧面观。(待续)

要点

1.层次:靠近鼻翼软骨小剂量填充(0.1~0.2mL)。

2.动脉:侧鼻动脉、鼻背动脉、鼻小柱动脉。

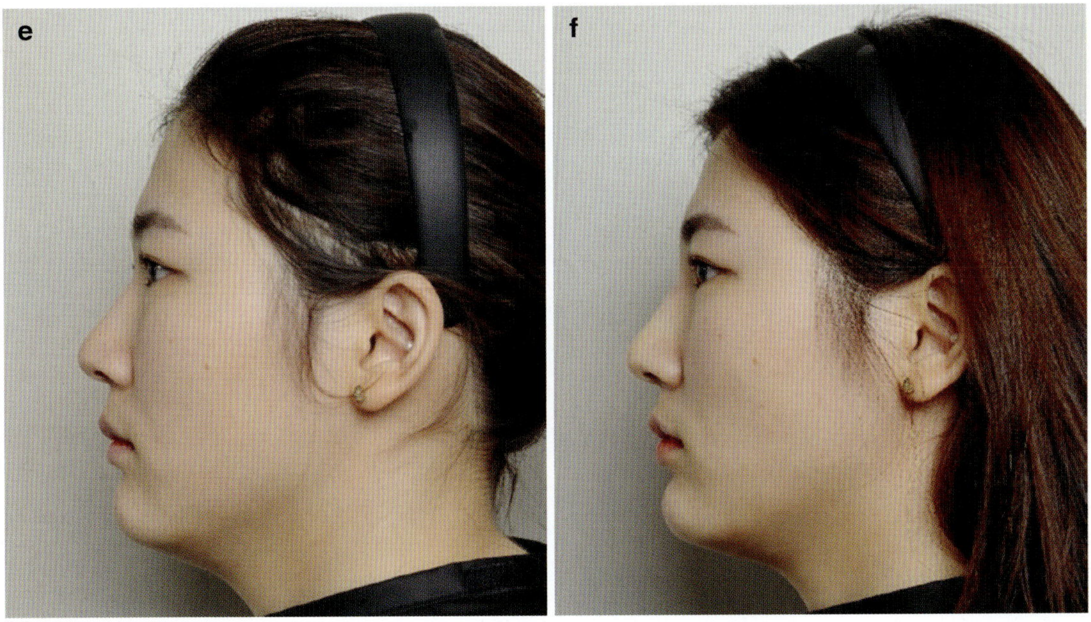

图 6.12（续）（e）术前侧面观。（f）术后 2 天侧面观。

参考文献

1. Scheuer JF 3rd, Sieber DA, Pezeshk RA, Gassman AA, Campbell CF, Rohrich RJ. Facial danger zones: techniques to maximize safety during soft-tissue filler injections. Plast Reconstr Surg. 2017 May;139(5):1103–8. https://doi.org/10.1097/PRS.0000000000003309.
2. Lee W, Kim JS, Oh W, Koh IS, Yang EJ. Nasal dorsum augmentation using soft tissue filler injection. J Cosmet Dermatol. 2019 Jun 3; https://doi.org/10.1111/jocd.13018.
3. Moon HJ. Injection rhinoplasty using filler. Facial Plast Surg Clin North Am. 2018 Aug;26(3):323–30. https://doi.org/10.1016/j.fsc.2018.03.006.
4. Choi DY, Bae JH, Youn KH, Kim W, Suwanchinda A, Tanvaa T, Kim HJ. Topography of the dorsal nasal artery and its clinical implications for augmentation of the dorsum of the nose. J Cosmet Dermatol. 2018 Aug;17(4):637–42. https://doi.org/10.1111/jocd.12720.
5. Beleznay K, Carruthers JD, Humphrey S, Jones D. Avoiding and treating blindness from fillers: a review of the world literature. Dermatol Surg. 2015 Oct;41(10):1097–117. https://doi.org/10.1097/DSS.0000000000000486.
6. Beleznay K, Carruthers JDA, Humphrey S, Carruthers A, Jones D. Update on avoiding and treating blindness from fillers: a recent review of the world literature. Aesthet Surg J. 2019 May 16;39(6):662–74. https://doi.org/10.1093/asj/sjz053.
7. Harb A, Brewster CT. The nonsurgical rhinoplasty: a retrospective review of 5000 treatments. Plast Reconstr Surg. 2020 Mar;145(3):661–7. https://doi.org/10.1097/PRS.0000000000006554.
8. Moon HJ, Lee W, Do Kim H, Lee IH, Kim SW. Doppler ultrasonographic anatomy of the midline nasal dorsum. Aesthet Plast Surg. 2021 Jun;45(3):1178–83. https://doi.org/10.1007/s00266-020-02025-1.
9. Lee Y, Oh SM, Lee W, Yang EJ. Comparison of hyaluronic acid filler ejection pressure with injection force for safe filler injection. J Cosmet Dermatol. 2021 May;20(5):1551–6. https://doi.org/10.1111/jocd.14064.
10. Lee W, Oh W, Moon HJ, Koh IS, Yang EJ. Soft tissue filler properties can be altered by a small-diameter needle. Dermatol Surg. 2020 Sep;46(9):1155–62. https://doi.org/10.1097/DSS.0000000000002220.
11. Kang SH, Moon SH, Kim HS. Nonsurgical rhinoplasty with polydioxanone threads and fillers. Dermatol Surg. 2020 May;46(5):664–70. https://doi.org/10.1097/DSS.0000000000002146.

第 7 章

中面部填充

通常一次性在多个部位进行中面部填充剂注射。例如,同时矫正泪沟、前颧部和侧颊。应考虑需使用的填充剂总量。医生应估计需注射的透明质酸填充剂总量(图 7.1)。大量注射可能会出现迟发性超敏反应。

7.1 泪沟畸形

7.1.1 解剖学

鼻颧沟结构复杂,有泪沟韧带、眶隔脂肪,以及眼轮匝肌的眶隔前部和眶部之间的界限[1]。以瞳孔中线为界,可将轮匝肌限制韧带分为内侧和外侧,内侧为较紧致坚固的结构。这种结构称为泪沟韧带,但未定义其解剖学术语。内侧由紧密结构组成,由于轮匝肌限制韧带和颧皮韧带倾向于向内侧聚集[2]。

此外,由于睑板前或隔膜前区域脂肪不多,而眶脂肪区域存在皮下脂肪,因此,沟槽可能很突出。有时,花彩是老化现象的原因[3]。当眶脂肪被挤出时,需要通过结膜或经皮手术切除。但如果只有鼻颧沟,填充剂注射可以获得良好的效果。

但当肌纤维紧密延伸至眶缘或泪沟韧带紧密附着时,就无法获得良好的美学效果。

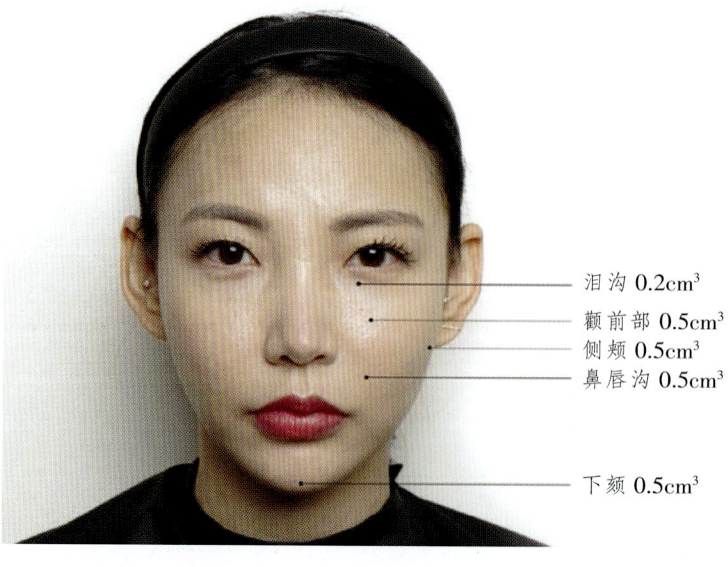

图 7.1 中面部填充 2 周后。共注射 3.9mL 透明质酸填充剂。

此时，手术矫正将是唯一的解决方法[4]。通常，肌肉纤维不附着在眼眶边缘，可以通过注射透明质酸填充剂进行矫正。

因此，泪沟不仅是韧带，而且是一种复杂的畸形，注射时考虑这些因素很重要。在眼轴匝肌下脂肪(SOOF)深部注射是比较安全的，但泪沟区不会有SOOF(图7.2)，所以，考虑到解剖层次，深部注射(眼轮匝肌和骨之间)和浅层注射(眼轮匝肌和皮肤之间)可以同时进行。浅层注射可能会出现丁达尔效应或形成结节，因此，应注射少量透明质酸填充剂。

进行深部注射时，最重要的血管是角静脉。其走行于眼轮匝肌的隔膜部分和提上唇鼻翼肌之间，沿泪沟内侧走行。医生应注意角静脉的走行。

角动脉走行于泪沟区角静脉的内侧，因此，角动脉从面动脉迂回分支处分支出来相对安全。面动脉走行于眶下动脉，并与角动脉吻合，因此，角动脉可能位于与角静脉非常相似的位置，需要格外小心(图7.3和图7.4)[5]。

7.1.2 填充剂选择

相对而言，提拉能力并不重要，而是需要高内聚力(表7.1)。与其他部位相比，在泪

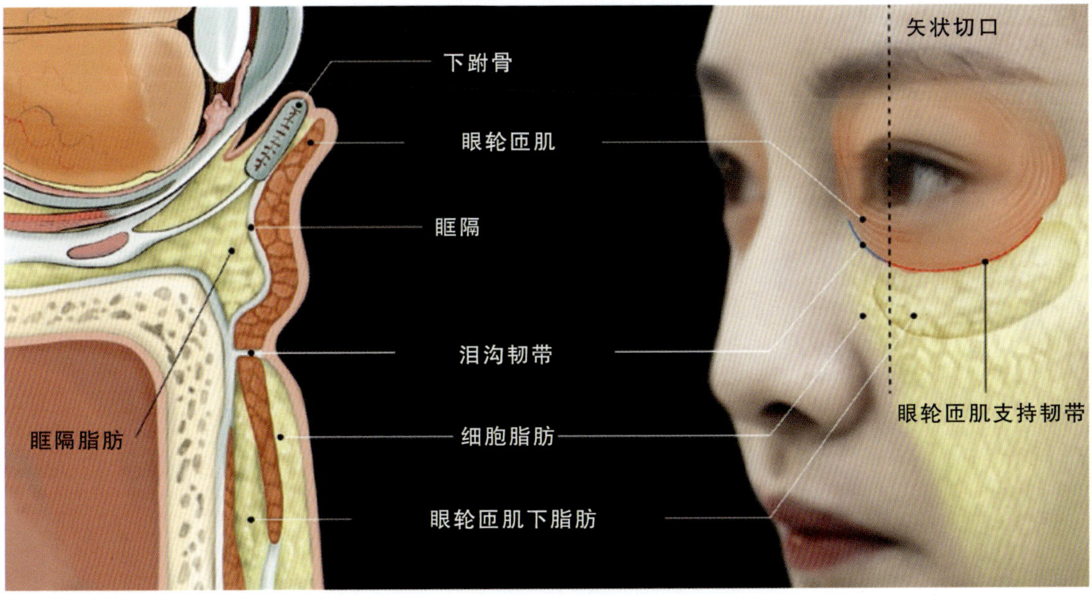

图7.2　泪沟韧带及周围结构。

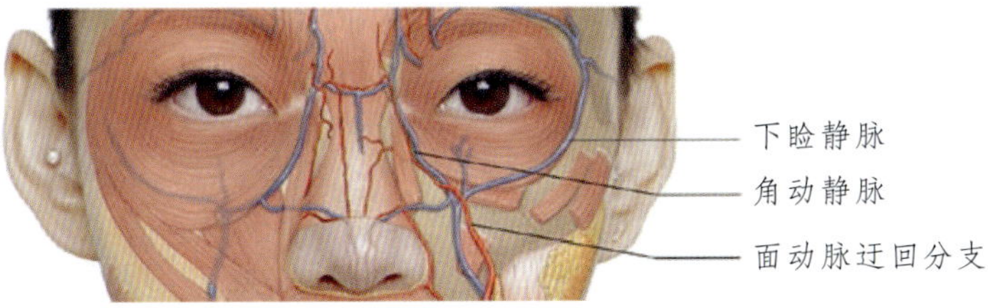

图7.3　角动静脉走行。角动脉在角静脉(右)内侧走行，角动脉(来自面动脉的迂回分支)走行与角静脉(左)相似。

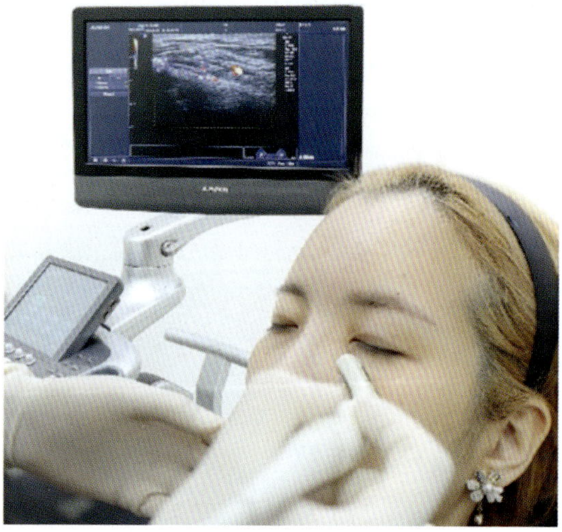

图 7.4 泪沟区角动脉多普勒超声所见。

沟处注射的填充剂维持时间更长。原因可能是该区域的肌肉运动相对较少,或者该区域的透明质酸酶相对较少,但尚未明确。根据我们的经验,维持时间超过 1 年[6]。作者使用 Lorient 2 号进行泪沟矫正。

7.1.3 麻醉

由于需要精确注射,通常进行表面麻醉(图 7.5)。通常不进行眶下区域神经阻滞,因为其可能导致暂时性肿胀,并可能影响填充剂注射过程。

7.1.4 锐针对比钝针

正如之前在“解剖学”部分所描述的那样,注射时存在中断角动脉或角静脉的风险,因此,使用钝针更安全。浅部注射时应始终考虑丁达尔效应[7]。

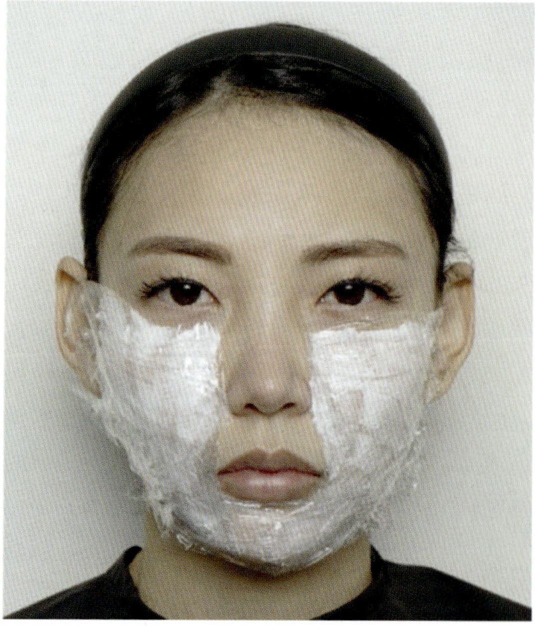

图 7.5 局部涂麻醉膏。

7.1.5 注射技术

见图 7.6 至图 7.10。

7.2 颧前部填充术

7.2.1 解剖学和常规注意事项

西方和东方解剖学在美学观点方面的最大差异之一可能在于颧骨区域和下颌角区域。东方女性由于较女性化,往往喜欢颧弓处轮廓圆滑。相对突出的轮廓拥有相对突

表 7.1 Lorient 流变测试结果

产品	G'(Pa)	G"(Pa)	黏度(μ)	Tan δ	内聚力(N)
Lorient 2 号	203	41	1 673 007	0.20	0.4401
Lorient 4 号	338	95	2 795 776	0.28	0.4237
Lorient 6 号	413	121	3 423 232	0.29	0.4454

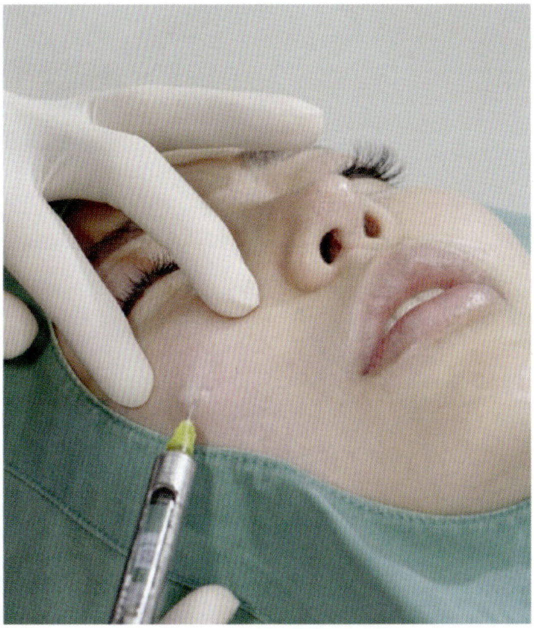

图 7.6　穿刺点局部麻醉。

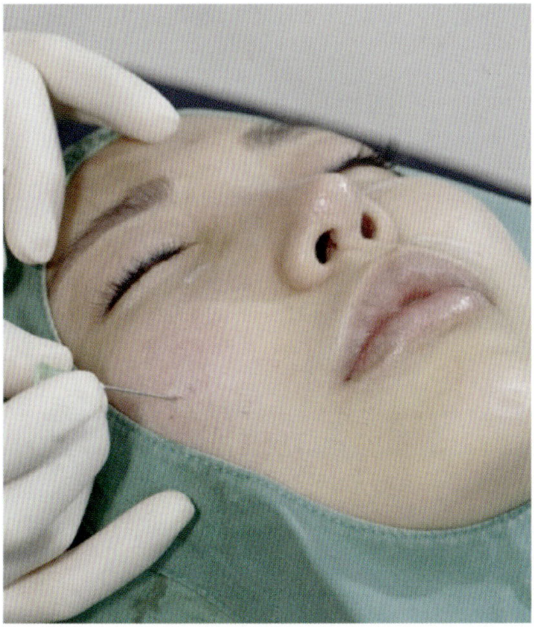

图 7.7　21G 穿刺针。

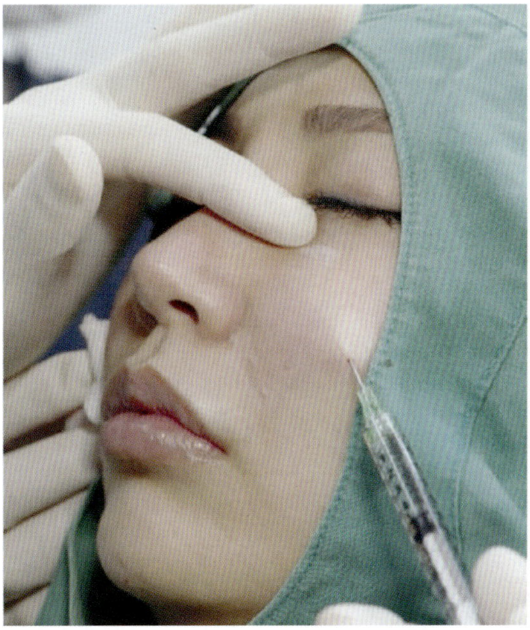

图 7.8　使患者变换到直立位，将钝针尖端定位到所需层并精确注射。

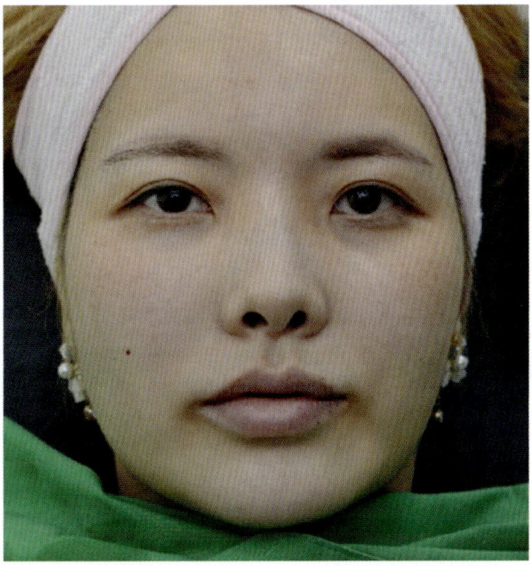

图 7.9　右侧（完成注射）和左侧（未注射）比较。

出的颧骨区域，因此，两者存在不同观念。有些西方概念，如 Hinderer 线无法解释东方患者的需求[8]。

对于西方患者，突出的颧骨被认为是年轻的外观，但对于东方患者来说，颧前区域应该更加突出。因此，需要填充眶下缘附近

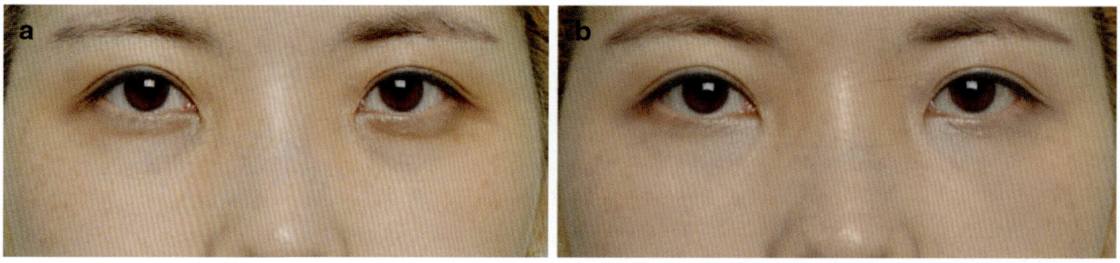

图 7.10 用 Lorient 2 号 0.3mL 做泪沟畸形矫正。(a)注射前。(b)注射后。

的颧部。

该区域位于轮匝肌限制韧带下方，因此，在进行颧前部填充时，医生应考虑轮匝肌限制韧带和颧皮韧带。

7.2.2 注射技术

颧前区域有多个结构。当在眼轮匝肌下进行深度注射时，目标应该是颧前间隙和颧深脂肪垫(包括 SOOF)。但也有一些危险的结构，应始终注意眶下动脉和神经。应考虑面动脉迂回分支。角静脉和下睑静脉与该区域的面静脉吻合，应予以注意(图 7.11)[9]。因此，作者总是使用钝针。

由于该区域包含各种血管，因此，通过钝针轻柔注射是最重要的。该区域的目标是深层颧脂肪垫和颧前间隙，最好不要通过接触骨骼进行注射[10]。进针点与泪沟矫正相同(见图 7.6 和图 7.7)，并以直立位注射(图 7.12)。

7.2.3 填充剂选择

由于为肌肉下填充，需要相对支撑能力强的填充剂(表 7.2)。作者使用 Lorient 4 号或 6 号进行颧前部填充。

7.3 侧面颊矫正

侧面颊区皮肤和 SMAS 之间有丰富的纤维带。由于存在纤维带，填充剂可能会迁移到不需要的部位。因此，建议以直立

表 7.2 Lorient 流变测试结果

材料	G'(Pa)	G"(Pa)	黏度(μ)	Tan δ	内聚力(N)
Lorient 2 号	203	41	1 673 007	0.20	0.4401
Lorient 4 号	338	95	2 795 776	0.28	0.4237
Lorient 6 号	413	121	3 423 232	0.29	0.4454

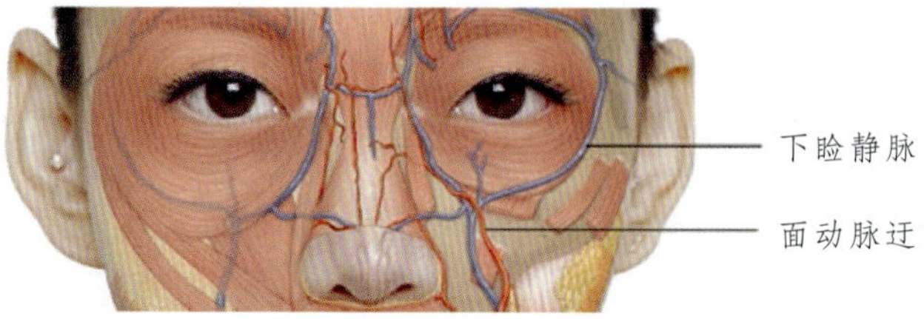

图 7.11 颧前区血管解剖。

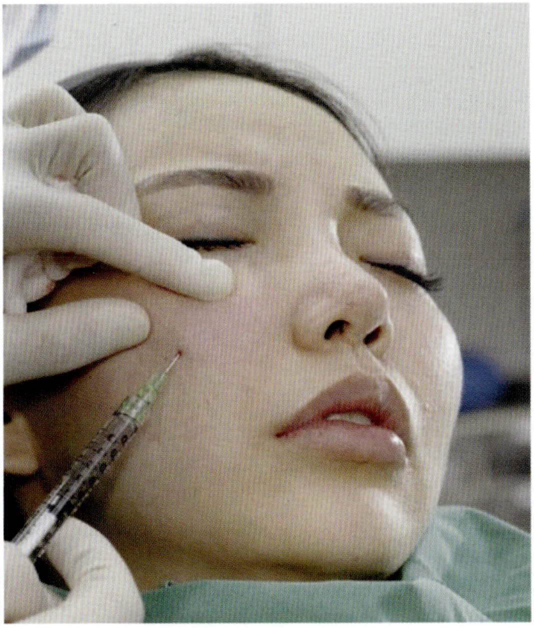

图 7.12　颧前部填充注射。

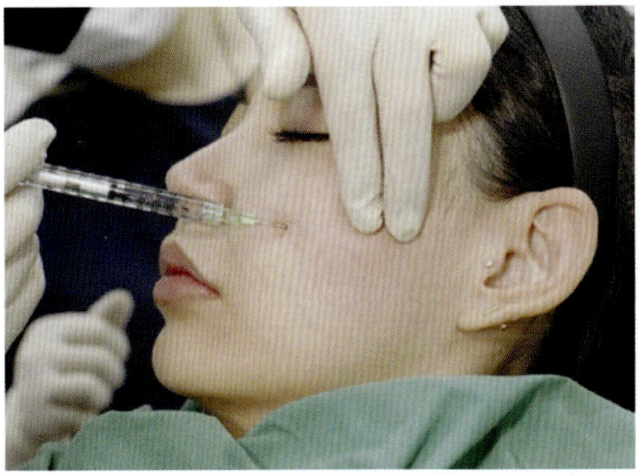

图 7.13　矫正侧面颊凹陷。

位注射。使用钝针进行操作时，通过感觉来切割纤维带从而缩小空间将有助于操作（图 7.13）。

该区域足以填充位于颞颊脂肪外侧的浅层脂肪室。鉴于美学轮廓和腮腺管或面神经损伤的风险考虑，无须深部注射。

面横动脉起自颞浅动脉或颈外动脉，走行于颧弓和腮腺管之间的下方，所以在矫正侧面颊时，可以触及面横动脉。但由于空间受限，血管损伤的概率不大。应考虑多种血管变异，包括与鼻背动脉吻合，因此，始终需要轻柔注射[1]。

作者使用 Lorient 2 号或 4 号矫正侧面颊凹陷。

7.4　泪沟、颧前区和侧面颊矫正前后照片

如图 7.14。

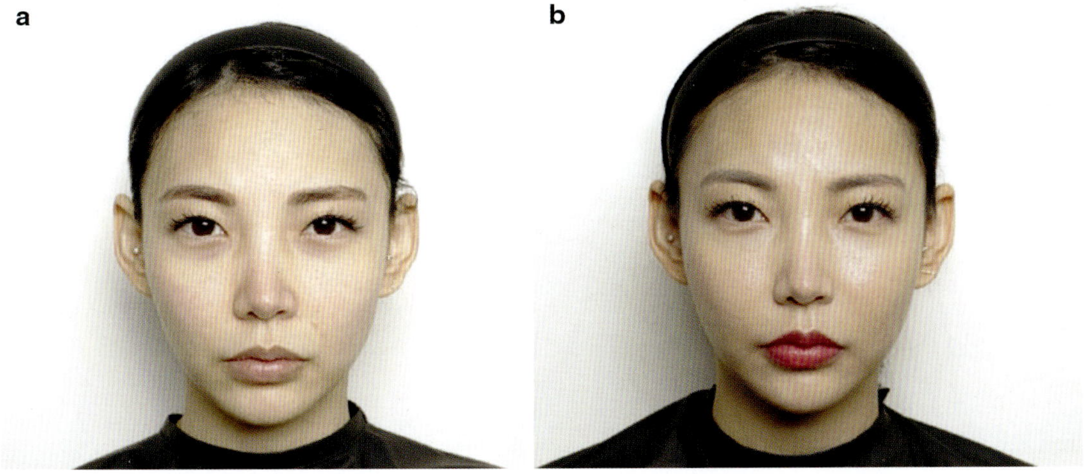

图 7.14　35 岁患者的中面部填充剂注射。(a)术前正面观。(b)术后 2 周正面观。（待续）

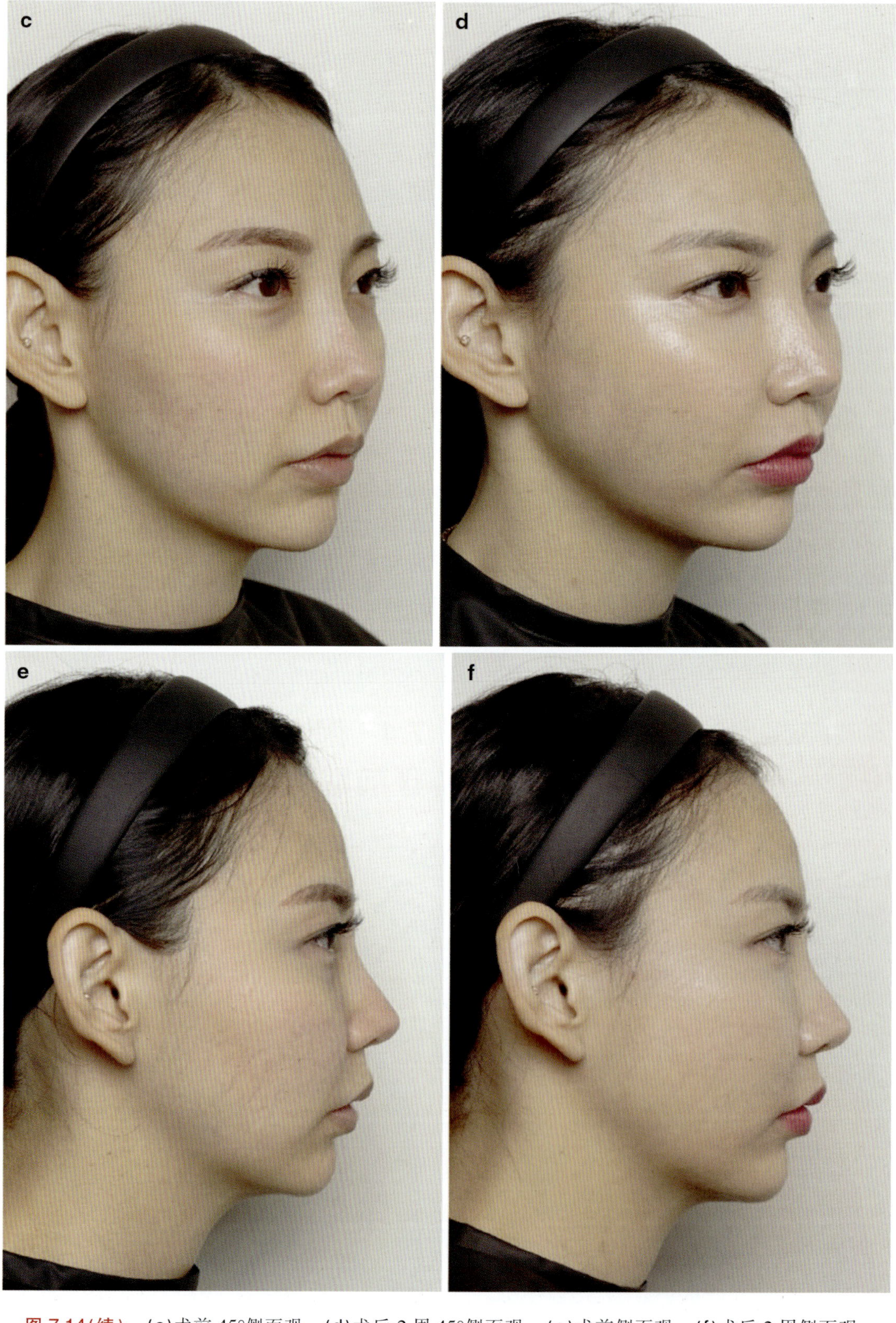

图 7.14(续) (c)术前 45°侧面观。(d)术后 2 周 45°侧面观。(e)术前侧面观。(f)术后 2 周侧面观。

参考文献

1. Lee JH, Hong G. Definitions of groove and hollowness of the infraorbital region and clinical treatment using soft-tissue filler. Arch Plast Surg. 2018;45:214–21.
2. Wong CH, Mendelson B. Facial soft-tissue spaces and retaining ligaments of the midcheek: defining the premaxillary space. Plast Reconstr Surg. 2013 Jul;132(1):49–56. https://doi.org/10.1097/PRS.0b013e3182910a57.
3. Kpodzo DS, Nahai F, McCord CD. Malar mounds and festoons: review of current management. Aesthet Surg J. 2014 Feb;34(2):235–48. https://doi.org/10.1177/1090820X13517897.
4. Lee W, Cho JK, Koh IS, Kim HM, Yang EJ. Infraorbital groove correction by microfat injection after lower blepharoplasty. J Plast Reconstr Aesthet Surg. 2020 Apr;73(4):777–82. https://doi.org/10.1016/j.bjps.2019.11.016.
5. Kim YS, Choi DY, Gil YC, Hu KS, Tansatit T, Kim HJ. The anatomical origin and course of the angular artery regarding its clinical implications. Dermatol Surg. 2014 Oct;40(10):1070–6. https://doi.org/10.1097/01.DSS.0000452661.61916.b5.
6. Landau M. Hyaluronidase caveats in treating filler complications. Dermatol Surg. 2015 Dec;41(Suppl 1):S347–53. https://doi.org/10.1097/DSS.0000000000000555.
7. DeLorenzi C. Complications of injectable fillers, part I. Aesthet Surg J. 2013 May;33(4):561–75. https://doi.org/10.1177/1090820X13484492.
8. Shamban A, Clague MD, von Grote E, Nogueira A. A novel and more aesthetic injection pattern for malar cheek volume restoration. Aesthet Plast Surg. 2018 Feb;42(1):197–200. https://doi.org/10.1007/s00266-017-0981-1.
9. Lee SH, Lee HJ, Kim YS, Tansatit T, Kim HJ. Novel anatomic description of the course of the inferior palpebral vein for minimally invasive aesthetic treatments. Dermatol Surg. 2016 May;42(5):618–23. https://doi.org/10.1097/DSS.0000000000000700.
10. Mendelson BC, Jacobson SR. Surgical anatomy of the midcheek: facial layers, spaces, and the midcheek segments. Clin Plast Surg. 2008 Jul;35(3):395–404; discussion 393. https://doi.org/10.1016/j.cps.2008.02.003.
11. Toure G, Nguyen TM, Vlavonou S, Ndiaye MM. Transverse facial artery: its role in blindness after cosmetic filler and botulinum toxin injections. J Plast Reconstr Aesthet Surg. 2020 Dec 24:S1748-6815(20)30717-8. https://doi.org/10.1016/j.bjps.2020.12.042.

第 8 章

鼻唇沟矫正

8.1 常规注意事项

鼻唇沟矫正是最常见的填充剂注射手术之一。当新的填充剂上市时,皱纹严重程度分级(WSRS)校正分数用于证明填充剂的有效性。皱纹矫正有不同评分,包括 WSRS、全球审美改善量表(GAIS)、视觉模拟量表(VAS)和 FACE Q 量表。但这些评分因医生和(或)患者而异,最常用的是 2004 年提出的 WSRS(图 8.1)[1],因此,可能需要更客观的参数。

WSRS 5 级评分方案还包括面颊皮肤下垂,因此,需要进行其他操作(如提拉),以获得更好的美学效果。

引起多种类型鼻唇沟的原因之一是鼻唇沟脂肪(浅层脂肪室)下垂[2]。衰老过程导致表层脂肪下垂和真皮弹性下降[3]。这也是患者平卧时鼻唇沟消失的原因。

另一个原因是颊内侧深脂肪垫体积减小。衰老过程会减小深层脂肪体积,并导致鼻唇沟较深[4]。这是注射颊内侧深脂肪垫的主要原因之一。颊内侧深脂肪垫与骨膜之间称为 Ristow 间隙[4],1cm 间隙理论与梨状深间隙[5]相同。但作者认为 Ristow 间隙是一个手术潜在空间,且是鼻唇沟矫正的首要目标。

鼻唇沟的另一个原因是附着在鼻唇沟真皮层的肌肉的重复运动。这些就是所谓的提唇肌,即鼻翼提上唇肌(LLSAN)、提上唇肌、颧大肌和颧小肌[6]。因此,如果鼻唇沟严重,应考虑注射肉毒杆菌毒素。

鼻唇沟的成因有多种,要想成功矫正鼻唇沟,需要了解深层矫正、浅层矫正,及其与血管和表情肌的相关性。

8.2 解剖学

面动脉的走行最为重要(图 8.2)。面动脉走行与鼻唇沟基本相同(图 8.3),但有一些变异,如绕过眶下孔的迂回分支,以及位于肌肉下方或肌肉上方的层次的变异[7]。一般来说, 骨膜上层是熟知的安全注射层,但也有变异,因此,它不是 100%安全的[8]。应始终注意变化并轻柔、缓慢注射。最近的一项研究表明,多普勒超声是预防血管并发症的较好工具。

8.3 多普勒超声

骨面内所有层次,包括鼻唇沟均可用 8~10MHz 超声检测到。面动脉是直径较大的血管,易于检测(图 8.4 和图 8.5)。

8.4 填充剂选择

提升鼻唇沟是填充剂注射的主要目的,

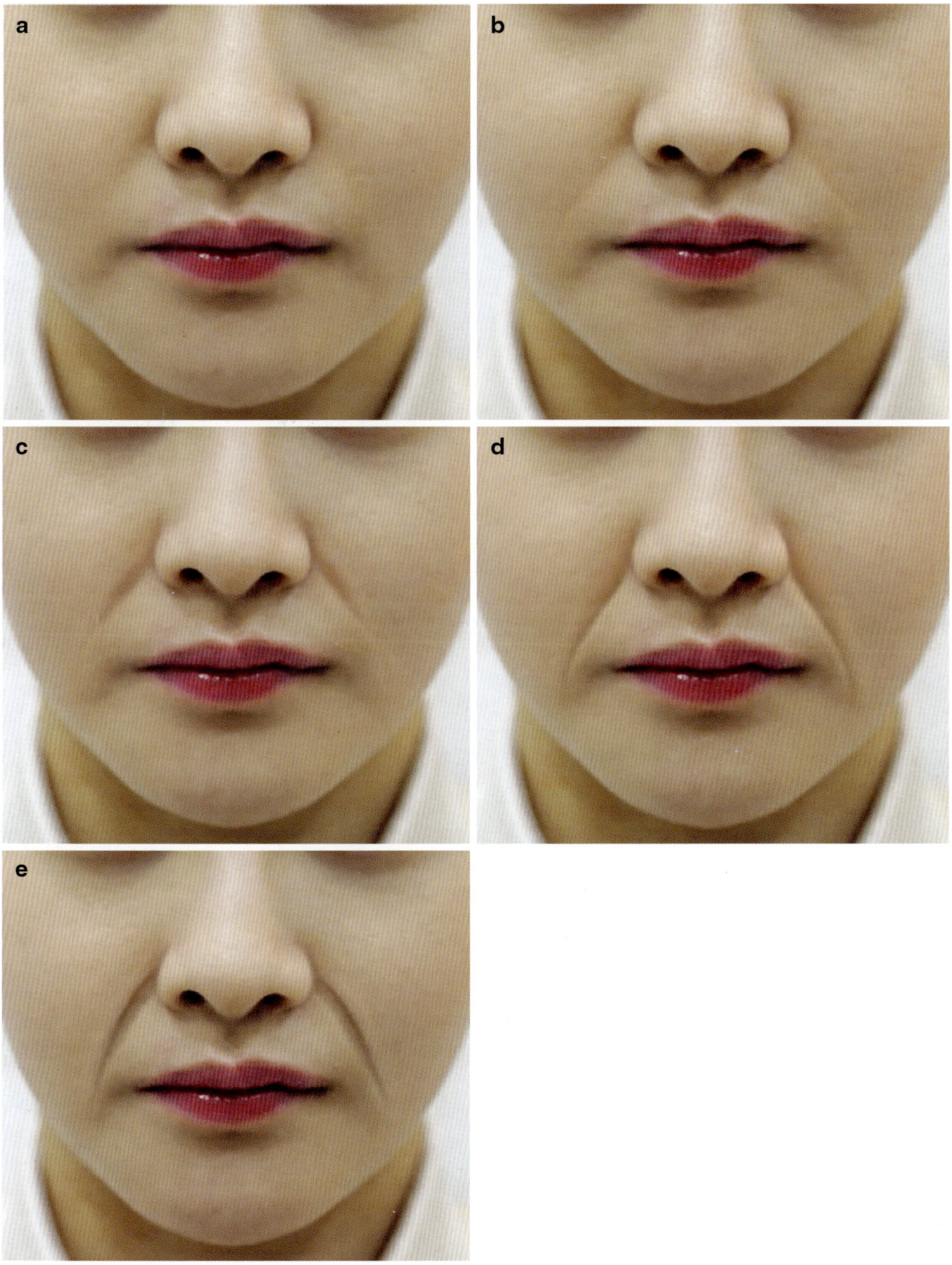

图 8.1　(a)WSRS 1 级:(无)。(b)WSRS 2 级:(轻度)鼻唇沟浅但可见。(c)WSRS 3 级:(中度)。(d)WSRS 4 级:(严重)鼻唇沟长而深。(e)WSRS 5 级:(极重度)。

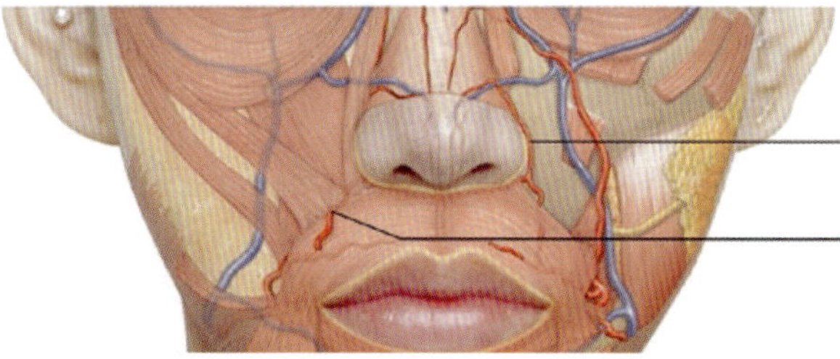

图 8.2 鼻唇沟处的血管解剖结构。面动脉可位于鼻唇沟处(右),面动脉可绕出鼻唇沟(左)。

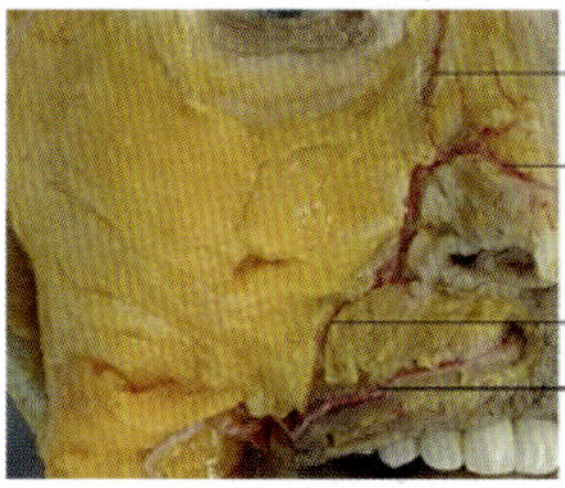

图 8.3 鼻唇沟处尸体解剖图。

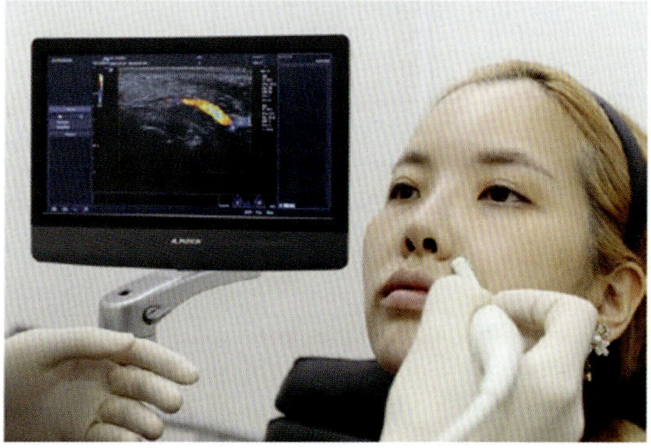

图 8.4 多普勒超声探头检测。

但表情肌会不断移动,因此,组织相容性很重要。进行深部或浅层注射时,应考虑凝胶硬度(表 8.1)。作者一般用 4 号,皱纹深时用 6 号,真皮下注射用 2 号。

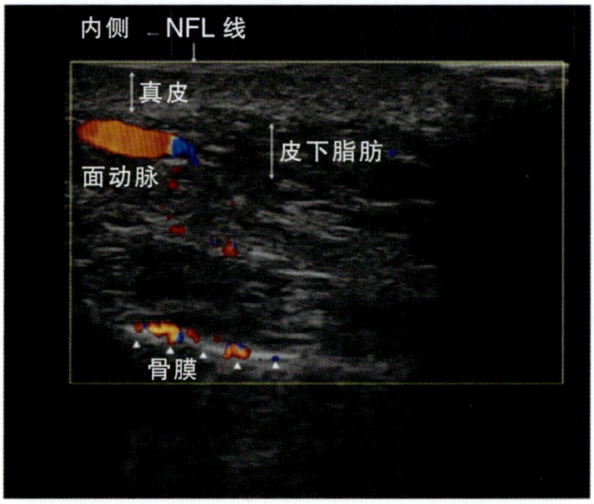

图 8.5 在皮下层检测到面动脉。NFL:鼻唇沟。

8.5 钝针对比锐针

当使用钝针时,可以使用颧前区域填充的进针点作为进针点。可进行骨膜上层注射。但即使矫正了深层,也会出现皮肤压痕,这可能需要用锐针进行皮下注射。可通过皮肤隆起技术,用钝针进行真皮下注射。双平面注射可提供更好的效果,但医生不应注射到皮下层。不应对使用钝针抱有太大信心。

表 8.1 Lorient 流变测试结果

产品	G'(Pa)	G"(Pa)	黏度(μ)	Tan δ	内聚力(N)
Lorient 2 号	203	41	1 673 007	0.20	0.4401
Lorient 4 号	338	95	2 795 776	0.28	0.4237
Lorient 6 号	413	121	3 423 232	0.29	0.4454

细钝针类似锐针[9]。在使用钝针时，医生始终需要考虑深层注射。重要的是不要在鼻唇沟脂肪室注射。在多普勒超声未检测到面动脉的情况下，锐针垂直注射技术是另一种很好的技术。

8.6　常规注意事项

许多医生会忘记询问患者既往的手术或填充剂注射情况。硅胶植入物可被植入鼻唇沟，并且之前可能已经注射了永久性填充剂。当患者有既往手术史时，可仅对其进行少量皮下注射。

鼻唇沟矫正最重要的要素之一是不要矫正过高位置的鼻唇沟。来自面动脉的鼻外侧动脉往往位于皮下层，当以高位置皱襞矫正鼻翼隐窝时，可能存在血管并发症风险。

8.7　注射技术

如图 8.6 至图 8.8 所示。

8.8　术前和术后照片

如图 8.9 至图 8.10 所示。

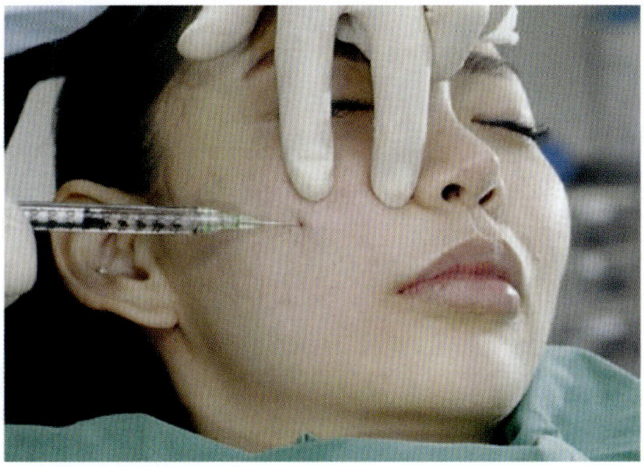

图 8.6　使用与颧前区域填充相同的进针点，通过接触骨面然后轻柔注射，钝针尖端应位于骨膜上层。

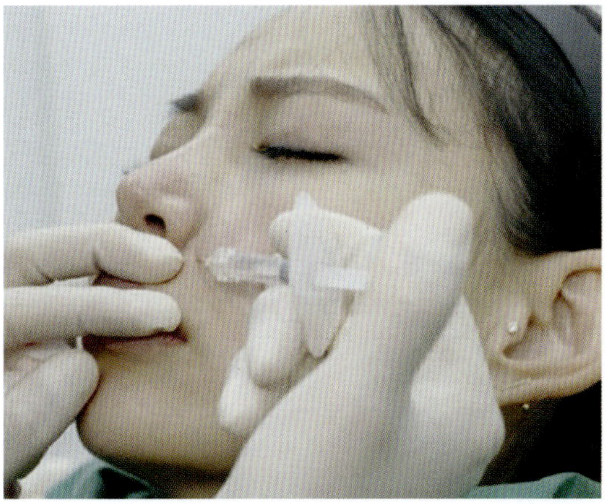

图 8.7　少量皮下注射。Lorient 2 号用于浅皱纹。

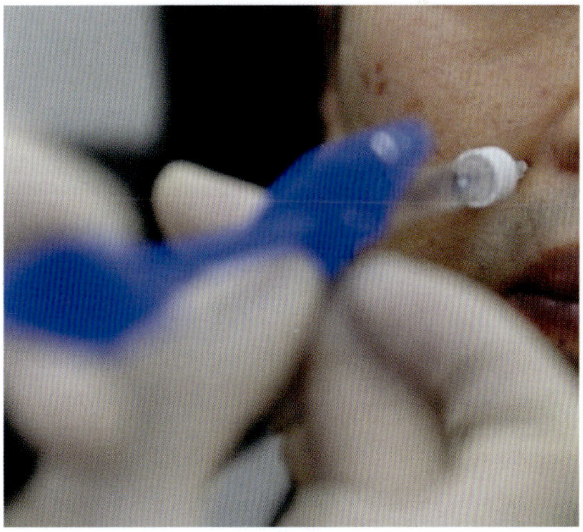

图 8.8　深部点状注射。注射前应进行多普勒超声检查，并进行回抽测试[10]。

8.9　血管并发症

面动脉的血管内栓塞可导致皮肤坏死和（或）眼部并发症（图 8.11）。

影响皮肤坏死预后的最重要因素是治疗时间。当治疗时机被延误时，可能会出现鼻部瘢痕，有时还会出现鼻翼挛缩[11]。尽早注射透明质酸酶是血运重建的最佳治疗方法[12]。有研究报道，治疗应开始于栓塞发生后

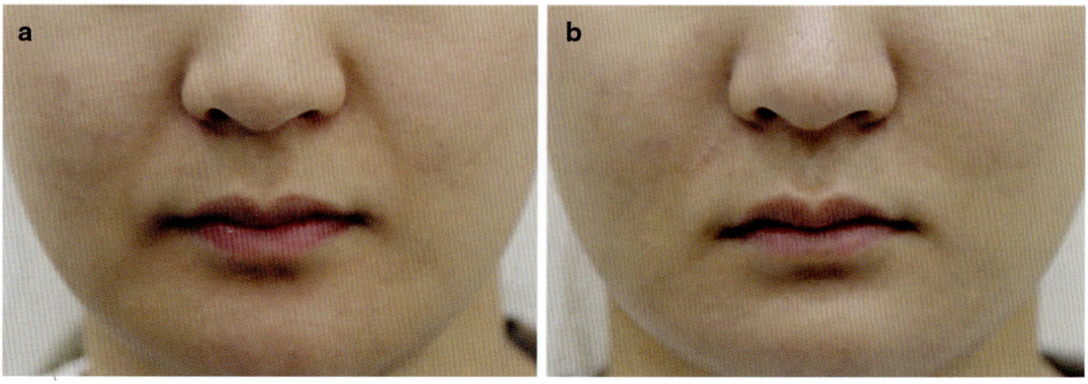

图 8.9 27 岁女性患者，每次注射 1mL。(a)注射前。(b)注射后 2 周。

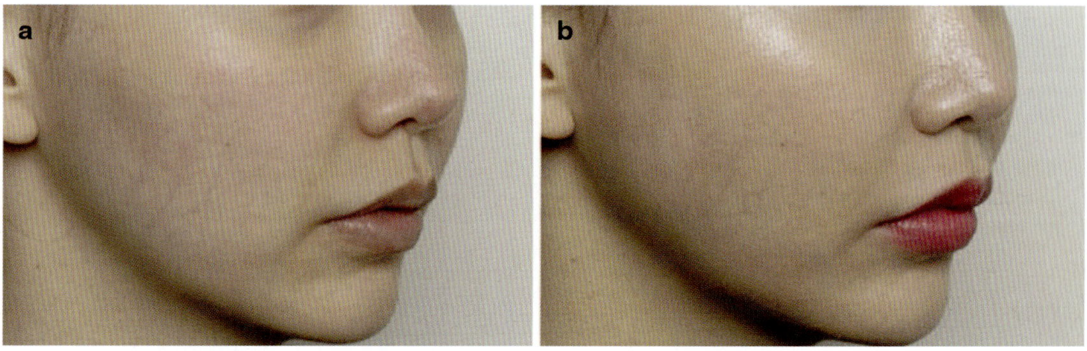

图 8.10 35 岁女性患者，每次注射 0.5mL。(a)注射前。(b)注射后 2 周。

的前 3 天[13]。

注射透明质酸酶是治疗皮肤坏死的重要手段。

要点

1.尽早注射透明质酸酶。即使在周末也应拨打紧急电话。

2.需要足够高的剂量。预计可能受累的血管，一个点应超过 100IU，并间隔 1cm 距离注射。例如，如果在鼻唇沟矫正后发现皮肤坏死，则应将透明质酸酶注射到所有受累区域，如前额滑车上区域、鼻翼外侧鼻动脉区域和鼻唇沟面动脉区域。

3.间隔 30~60min 重复注射。透明质酸填充剂不会立即被透明质酸酶降解。

4.皮下注射而不是静脉内或动脉内。

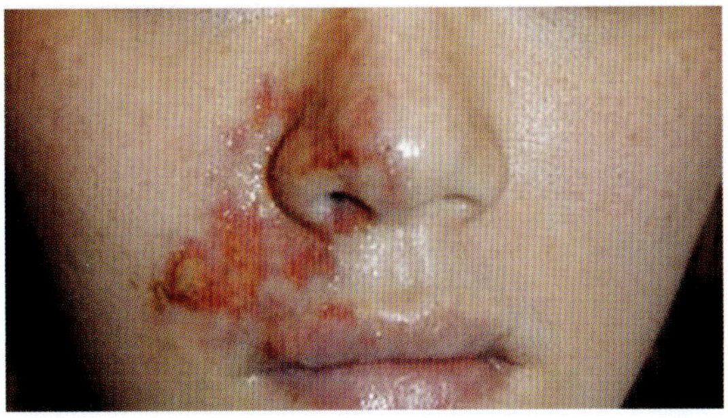

图 8.11　注射透明质酸填充剂 2 天后引起的皮肤坏死。

参考文献

1. Day DJ, Littler CM, Swift RW, Gottlieb S. The wrinkle severity rating scale: a validation study. Am J Clin Dermatol. 2004;5(1):49–52.
2. Gierloff M, Stöhring C, Buder T, Gassling V, Açil Y, Wiltfang J. Aging changes of the midfacial fat compartments: a computed tomographic study. Plast Reconstr Surg. 2012 Jan;129(1):263–73. https://doi.org/10.1097/PRS.0b013e3182362b96.
3. Ezure T, Amano S. Involvement of upper cheek sagging in nasolabial fold formation. Skin Res Technol. 2012 Aug;18(3):259–64. https://doi.org/10.1111/j.1600-0846.2011.00567.x.
4. Rohrich RJ, Pessa JE, Ristow B. The youthful cheek and the deep medial fat compartment. Plast Reconstr Surg. 2008 Jun;121(6):2107–12. https://doi.org/10.1097/PRS.0b013e31817123c6.
5. Surek CK, Vargo J, Lamb J. Deep pyriform space: anatomical clarifications and clinical implications. Plast Reconstr Surg. 2016 Jul;138(1):59–64. https://doi.org/10.1097/PRS.0000000000002262.
6. Beer GM, Manestar M, Mihic-Probst D. The causes of the nasolabial crease: a histomorphological study. Clin Anat. 2013 Mar;26(2):196–203. https://doi.org/10.1002/ca.22100.
7. Lee JG, Yang HM, Choi YJ, Favero V, Kim YS, Hu KS, et al. Facial arterial depth and relationship with the facial musculature layer. Plast Reconstr Surg. 2015;135(2):437–44.
8. Lee W, Kim JS, Moon HJ, Yang EJ. A safe Doppler ultrasound-guided method for nasolabial fold correction with hyaluronic acid filler. Aesthet Surg J. 2021 May 18;41(6):NP486–92. https://doi.org/10.1093/asj/sjaa153.
9. Pavicic T, Webb KL, Frank K, Gotkin RH, Tamura B, Cotofana S. Arterial wall penetration forces in needles versus cannulas. Plast Reconstr Surg. 2019 Mar;143(3):504e–512e. https://doi.org/10.1097/PRS.0000000000005321.
10. Moon HJ, Lee W, Kim JS, Yang EJ, Sundaram H. Aspiration revisited: prospective evaluation of a physiologically pressurized model with animal correlation and broader applicability to filler complications. Aesthet Surg J. 2021 Apr 16:sjab194. https://doi.org/10.1093/asj/sjab194.
11. Grunebaum LD, Bogdan Allemann I, Dayan S, Mandy S, Baumann L. The risk of alar necrosis associated with dermal filler injection. Dermatol Surg. 2009 Oct;35(Suppl 2):1635–40. https://doi.org/10.1111/j.1524-4725.2009.01342.x.
12. DeLorenzi C. New high dose pulsed hyaluronidase protocol for hyaluronic acid filler vascular adverse events. Aesthet Surg J. 2017 Jul 1;37(7):814–25. https://doi.org/10.1093/asj/sjw251.
13. Hong JY, Seok J, Ahn GR, Jang YJ, Li K, Kim BJ. Impending skin necrosis after dermal filler injection: a "golden time" for first-aid intervention. Dermatol Ther. 2017 Mar;30(2). https://doi.org/10.1111/dth.12440

第 9 章

下面部注射技术

9.1 木偶纹

木偶纹(唇下颌皱襞)不同于鼻唇沟。通常出现的是咬肌前间隙的皮肤下垂。与鼻唇沟相比,由于皮肤下垂,仅通过填充剂很难矫正皱纹严重程度分级量表(WRSR)4 级、5 级的皱纹。但木偶纹通常合并皮肤下垂和(或)上颌脂肪室下垂,因此,应在注射前向患者解释注射的局限性[1]。

下颌骨限制韧带是附着在下颌骨与皮肤之间的真韧带,在皱襞的形成中起重要作用。因此,结合矫正皮肤下垂的填充剂注射可以获得更好的美学效果(图 9.1)[2]。同时,还应考虑其与口周肌肉的关系,即口轮匝肌、颧大肌、笑肌、颈阔肌和降口角肌。

无须使用高弹性填充剂,但最好使用高黏度填充剂(表 9.1)。作者使用 Lorient 2 号或 4 号填充木偶纹。

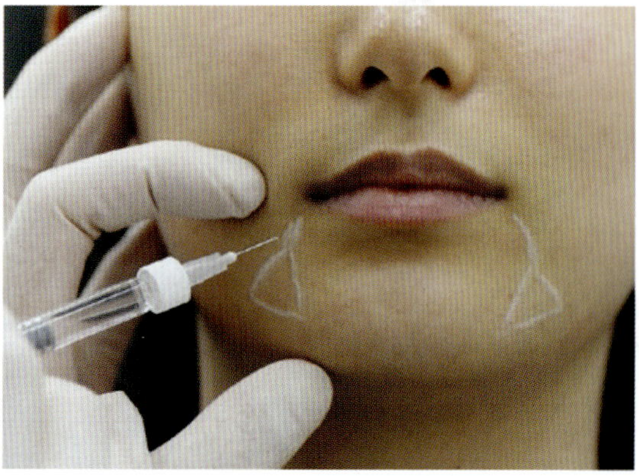

图 9.1 木偶纹注射。

面动脉通常从木偶纹横向延伸。下唇动脉通常位于肌肉深处(图 9.2 和图 9.3)。木偶纹注射通常在皮下层进行[3]。

9.2 颏部填充

Rickettes 线是从鼻尖到颏的虚线[4]。随着口的突出或后缩,Rickettes 线对于美学方

表 9.1 Lorient 流变测试结果

产品	G'(Pa)	G"(Pa)	黏度(μ)	Tan δ	内聚力(N)
Lorient 2 号	203	41	1 673 007	0.20	0.4401
Lorient 4 号	338	95	2 795 776	0.28	0.4237
Lorient 6 号	413	121	3 423 232	0.29	0.4454

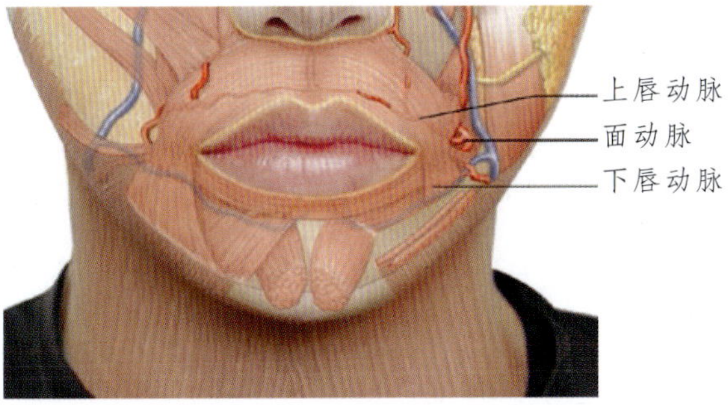

图 9.2　下唇动脉与木偶纹的关系。

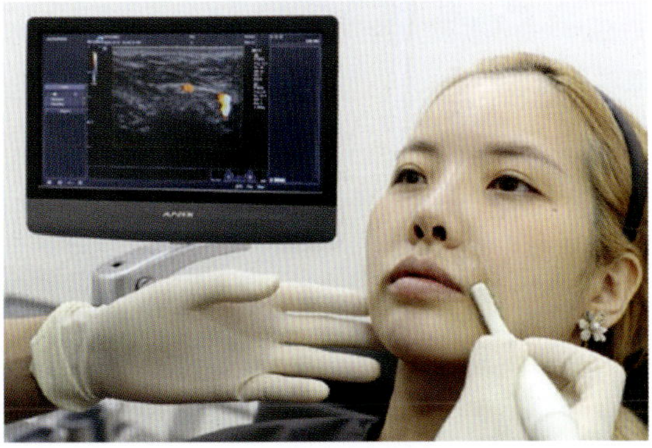

图 9.3　木偶纹多普勒超声所见。

面很重要。手术通常通过颏成形术或假体植入。与手术相比，注射填充剂是一个非常简单的过程，少量填充剂即可打造出更迷人的面部。重要的是要决定注射填充剂是否会突出或拉长颏部。颏部过长可能会出现“女巫下巴”，这一点要慎重考虑。

颏部是一个相对安全的注射部位，但医生应考虑其与颏肌和口周肌肉的关系。颏肌支撑下唇，而颏肌过度活跃会形成鹅卵石外观。所以，建议同时注射肉毒杆菌毒素。

颏肌起自下颌骨切牙窝，以中线交叉呈锥形外观附着于皮肤[5]。颏肌下部在中线处交叉，肌肉与下颌骨之间存在颏下肌脂肪[6]。此处是透明质酸填充剂注射的目标，但考虑到颏肌的作用，高弹性填充剂是首选。此外，由于易形成肉芽肿，不推荐使用大量填充剂[7]。肉芽肿和骨吸收之间的关系尚未得到科学证实，但建议进行多层注射(图 9.4)[8]。

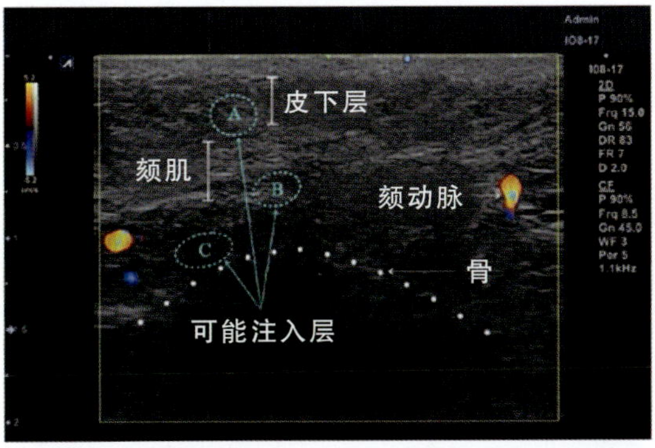

图 9.4　颏部超声表现和可能的颏部填充层次。(A)浅层脂肪(颏下脂肪室)、(B)颏肌下层(颏肌下脂肪)和(C)骨膜上层(颏肌下脂肪)。

9.2.1 填充剂选择

需要高 G’填充剂，如鼻部注射(表 9.2)。作者使用 Lorient 6 号填充颏部。

9.2.2 填充技术

锐针垂直中线注射是一种非常有用的

表 9.2　Lorient 流变测试结果

产品	G’(Pa)	G”(Pa)	黏度(μ)	Tan δ	内聚力(N)
Lorient 2 号	203	41	1 673 007	0.20	0.4401
Lorient 4 号	338	95	2 795 776	0.28	0.4237
Lorient 6 号	413	121	3 423 232	0.29	0.4454

技术，其易于塑造颏部形状。颏下动脉分支可能在中线处上升，并且在中线处使进针点呈横向后，可以使用钝针。最重要的因素是是否需要突出或延长，以及适当的对称性。当颏部和下唇之间出现唇沟时，可在皮下层注射低弹性填充剂（图 9.5）[9]。

面动脉的颏下动脉和下唇动脉，以及颈外动脉的颏动脉在颏区吻合（图 9.6）[10]。从颏下动脉延伸可以检测到颏升动脉，当发生舌动脉栓塞时，可能会发生口腔内坏死[11]。多普勒超声检查后，建议行垂直中线注射（图 9.7）。

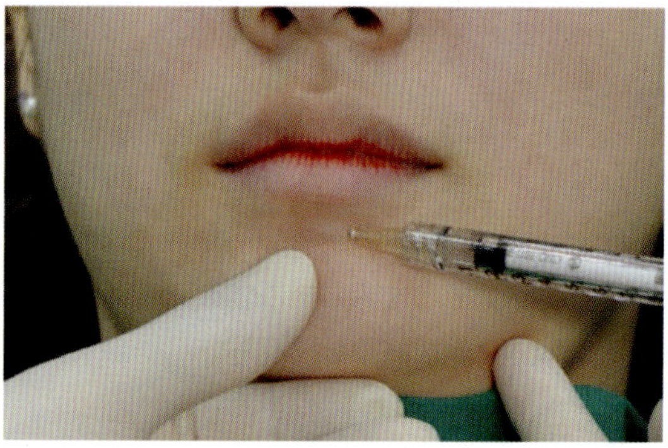

图 9.5 颏唇沟矫正。

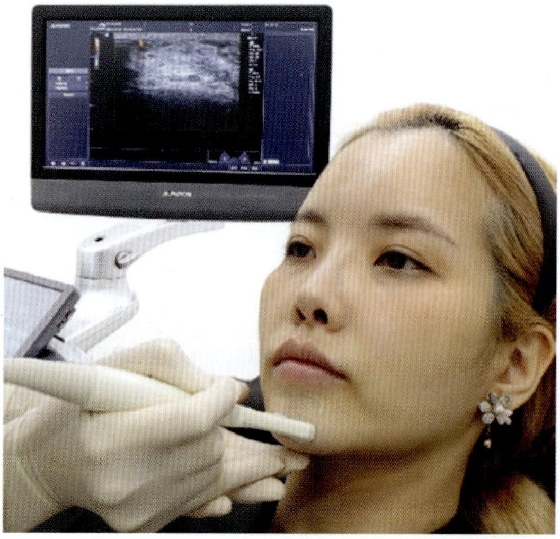

图 9.6 颏部多普勒超声所见。

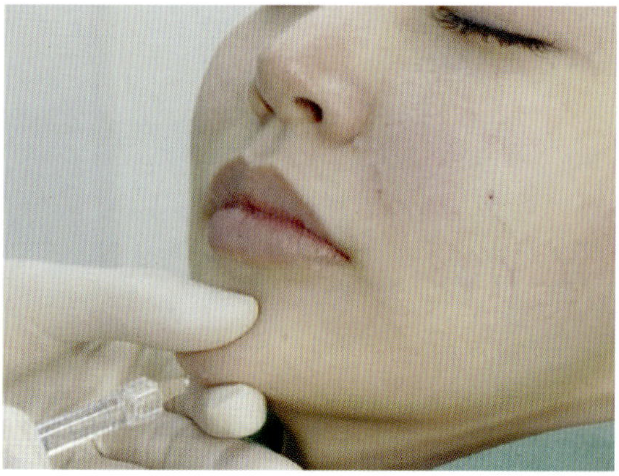

图 9.7 多普勒超声检查颏下动脉后，用锐针垂直中线注射。

可同时进行颏肌肉毒杆菌毒素注射（图 9.8）。

9.3 唇部注射

唇部填充是西方国家常见的填充手术[12]。在西方国家，唇厚看起来更有吸引力。但在东方患者中，许多患者有唇横长、口突出和小颏畸形[13]。所以对于东方人来说，适当的填充剂注射取决于唇和面部的协调性（图 9.9）。适当的唇部和唇缘填充不仅可以改善薄唇，而且可以改善因衰老而产生的口周皱纹。老化过程往往会导致唇缘缺失，并使口周出现细小皱纹。最近，口角提升也很普遍，因此，本章将介绍唇缘加强、填充和口角提升。

上下唇理想的比例是 1:1.5。唇缘加强时，患者可处于仰卧位，但在唇部填充时，患者应处于直立位。并且，应始终考虑血管解剖结构（图 9.10 和图 9.11）。

9.3.1 麻醉

通常通过局部麻醉药膏或区域神经阻滞进行麻醉。上唇区域神经阻滞是眶下神经

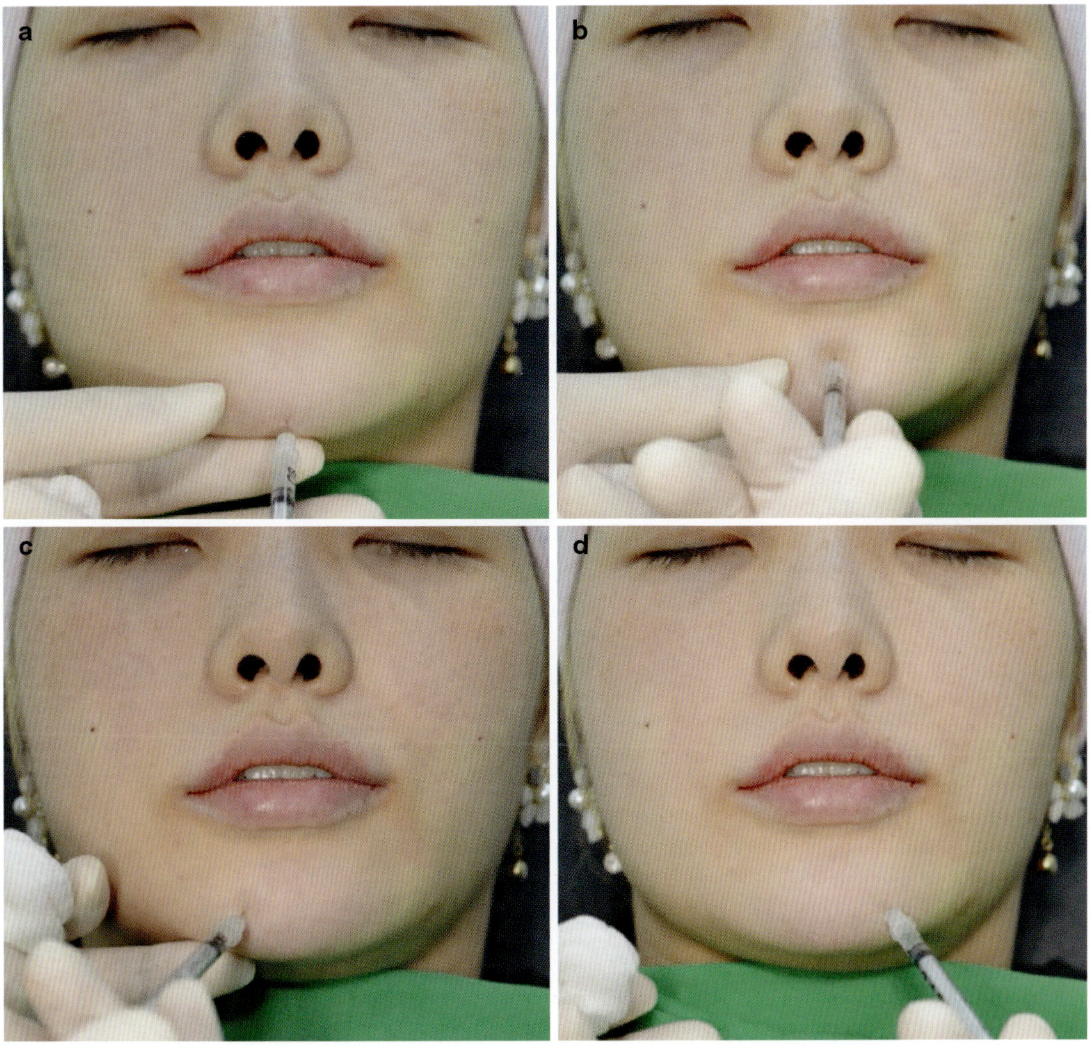

图 9.8　肉毒杆菌毒素注射。(a)下。(b)上(深)。(c)右。(d)左。

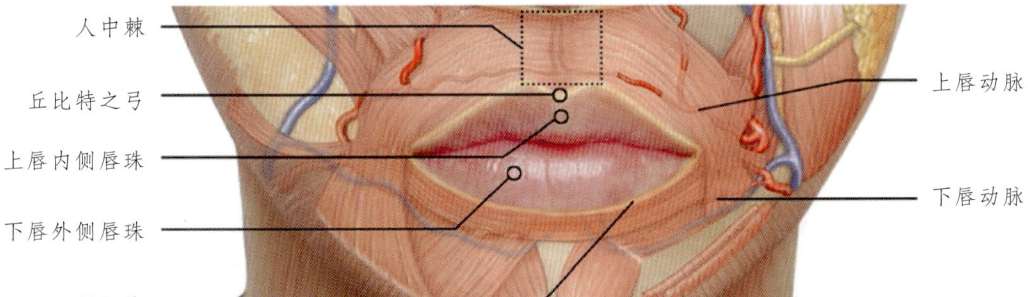

图 9.9　唇部命名。

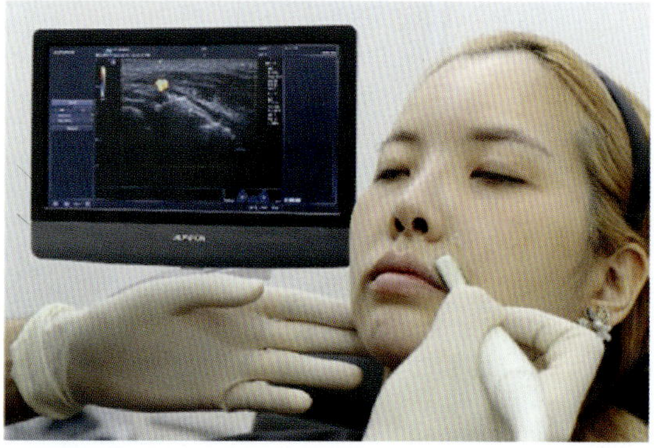

图 9.10 上唇动脉多普勒超声所见。

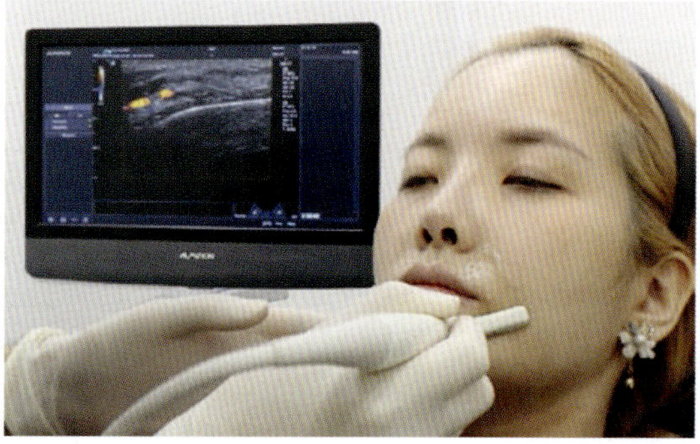

图 9.11 下唇动脉多普勒超声所见。

阻滞(图 9.12),下唇区域神经阻滞是颏神经阻滞(图 9.13)。

9.3.2 唇缘加强

唇缘应突出于唇部。随着衰老进程,唇缘会变得更加模糊,因此,需要进行唇缘增强。

注射应从外侧向内侧进行(图 9.14)。如果以相反方式注射,填充剂可渗出到之前的注射点。

9.3.3 唇部填充

唇部,尤其是下唇在衬垫得当时很有吸引力。应对下唇进行容量填充(图 9.15)。对于容量填充,浅层是比肌层更好的注射层次。唇浅动脉和唇下动脉走行于黏膜层,所

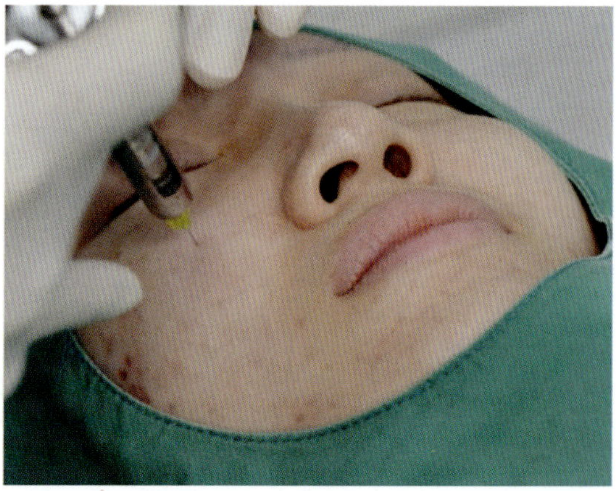

图 9.12 眶下神经区域阻滞。

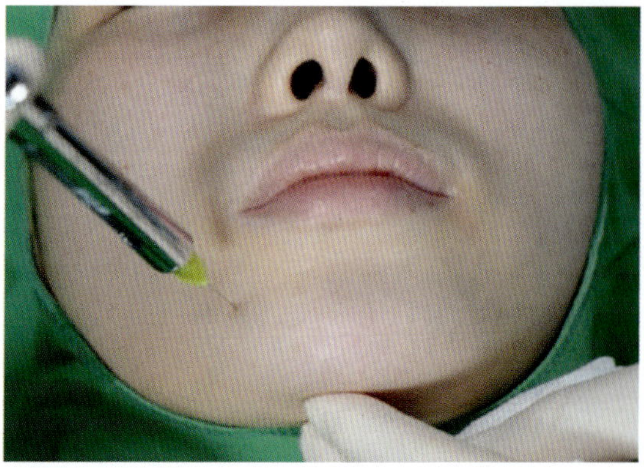

图 9.13 颏神经区域阻滞。

以在浅层皮下注射相对安全。

对于下唇填充,应考虑双侧樱桃形下唇珠(图 9.16)。均匀地过度填充唇部会显示香肠唇或鸭唇[14]。因此,双侧唇珠填充是一种有用的技术[15]。但由于其为推注技术,医生应考虑异物感或肉芽肿形成。

9.3.4 口角提升

最近,许多患者希望进行口角提升。口角提升是一种多重技术,通过肉毒杆菌毒素增强上唇的外侧部分,支撑木偶线,并削弱降口角肌[16]。有趣的是,颏肌也会影响口角凹陷,因此,也应在颏肌处注射肉毒杆菌毒素[17]。

口角提升步骤如图 9.17 至图 9.22 所示。

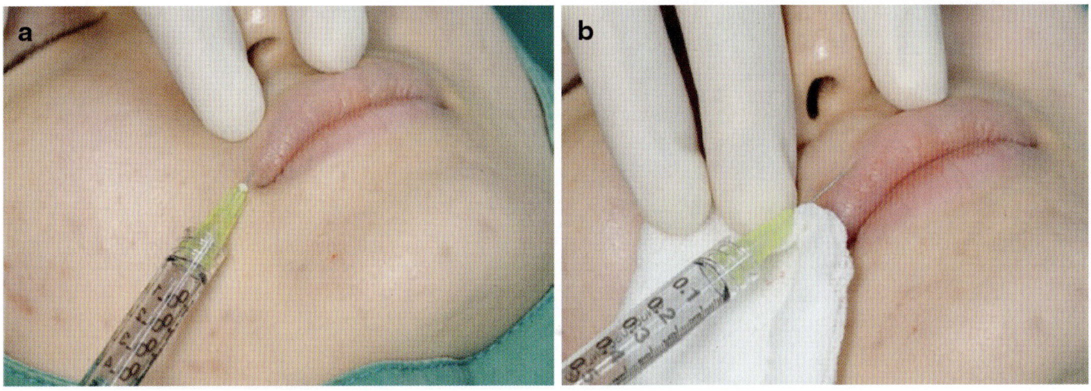

图 9.14　上唇缘填充。(a)从侧面开始。(b)移动到内侧位置。

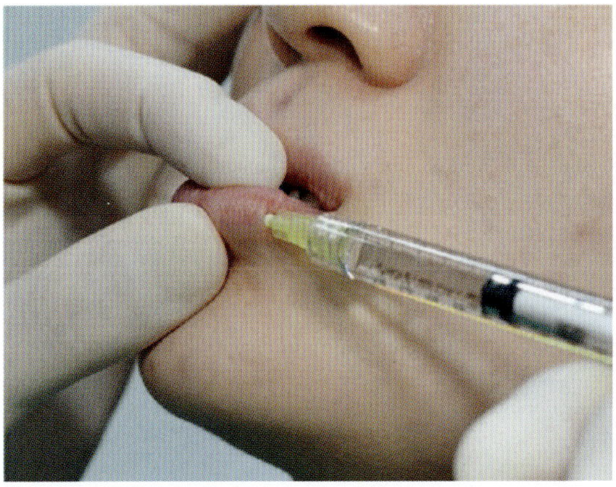

图 9.15　下唇填充。与上唇相比需要更多的容量。

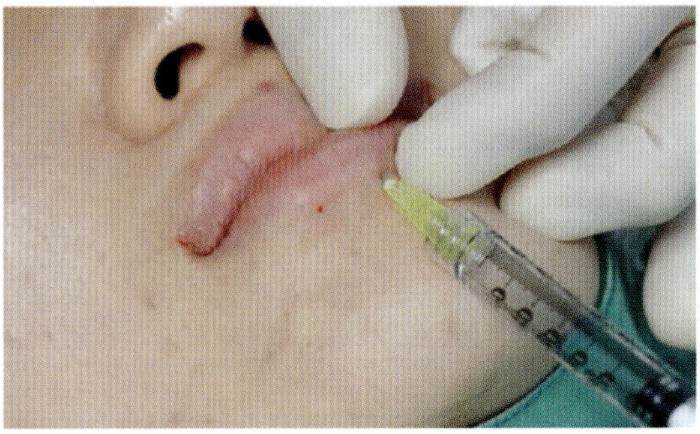

图 9.16　下唇外侧唇珠注射。

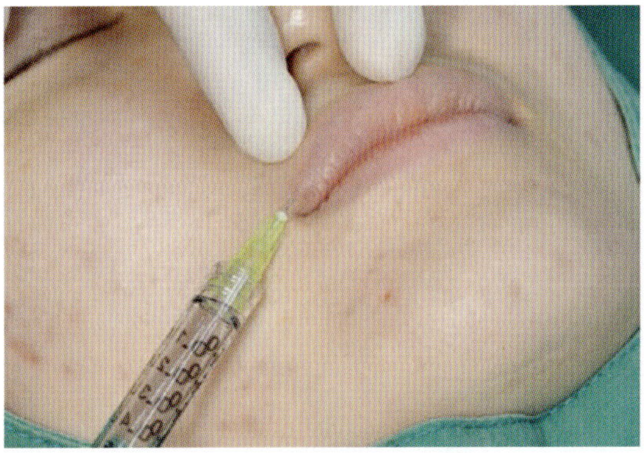

图 9.17　上唇外侧容量填充。

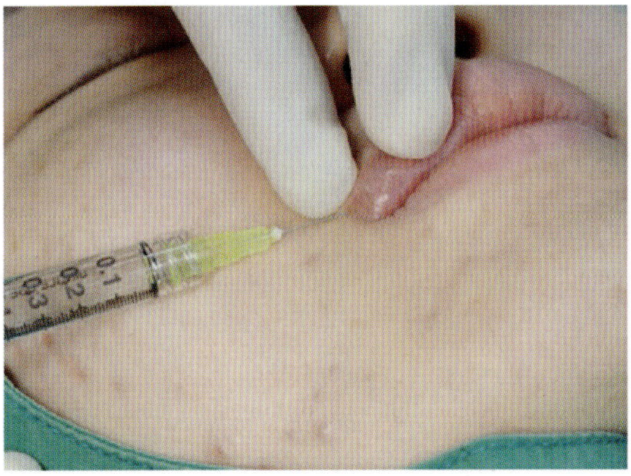

图 9.18　上唇外侧应显露更多黏膜。

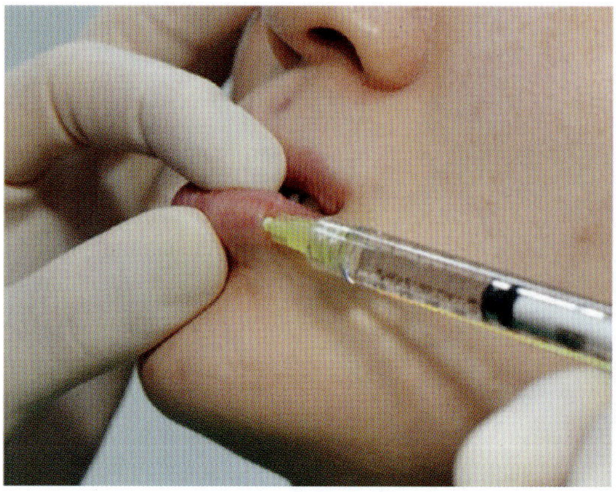

图 9.19 下唇容量填充。

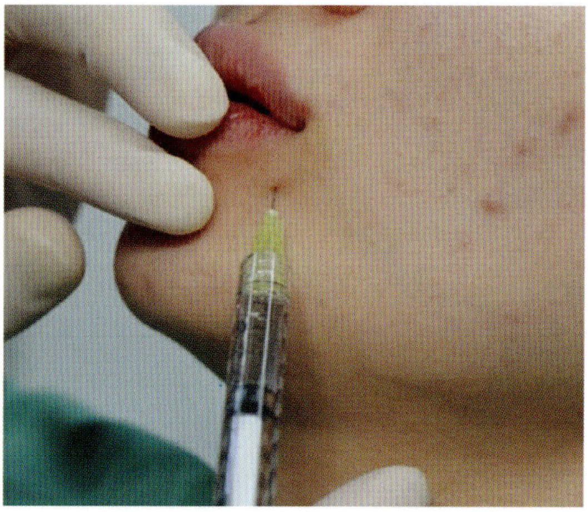

图 9.20 在木偶线上方部分注射 0.1~0.15mL 透明质酸填充剂以支撑口角。

9.3.5 填充剂选择

最近市场上出现了一些名为“××唇”的产品。这意味着丰唇患者正在增加。正如之前所述，应在浅层进行唇部注射，且应考虑填充剂的轮廓和颜色。通常使用低弹性、高黏性填充剂，因为唇在进食和说话时是高度活动的结构，所以，使用相对柔软的填充剂

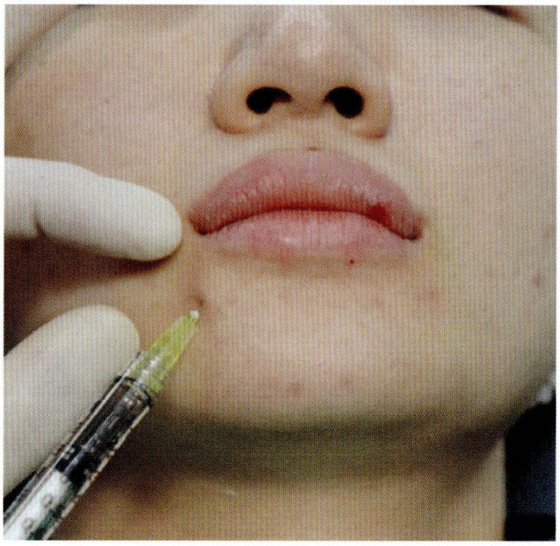

图 9.21 于木偶纹处注射并拉伸皮肤，以获得额外的口角支撑。

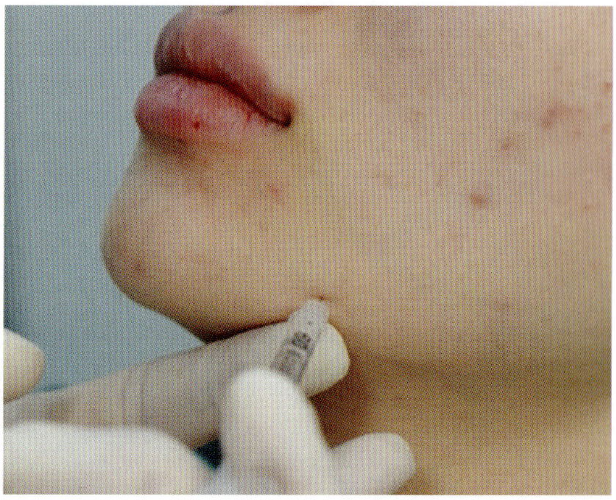

图 9.22 同侧分 2~3 个注射部位注射 4U 肉毒杆菌毒素。颏肌注射应同时进行(图 9.8)。

不会有异物感。Lorient 2 号被用于丰唇(表 9.3)。作者使用 Lorient 2 号丰唇。

9.3.6 术前和术后照片

如图 9.23 至图 9.26 所示。

表 9.3　Lorient 流变测试结果

产品	G'(Pa)	G"(Pa)	黏度(μ)	Tan δ	内聚力(N)
Lorient 2 号	203	41	1 673 007	0.20	0.4401
Lorient 4 号	338	95	2 795 776	0.28	0.4237
Lorient 6 号	413	121	3 423 232	0.29	0.4454

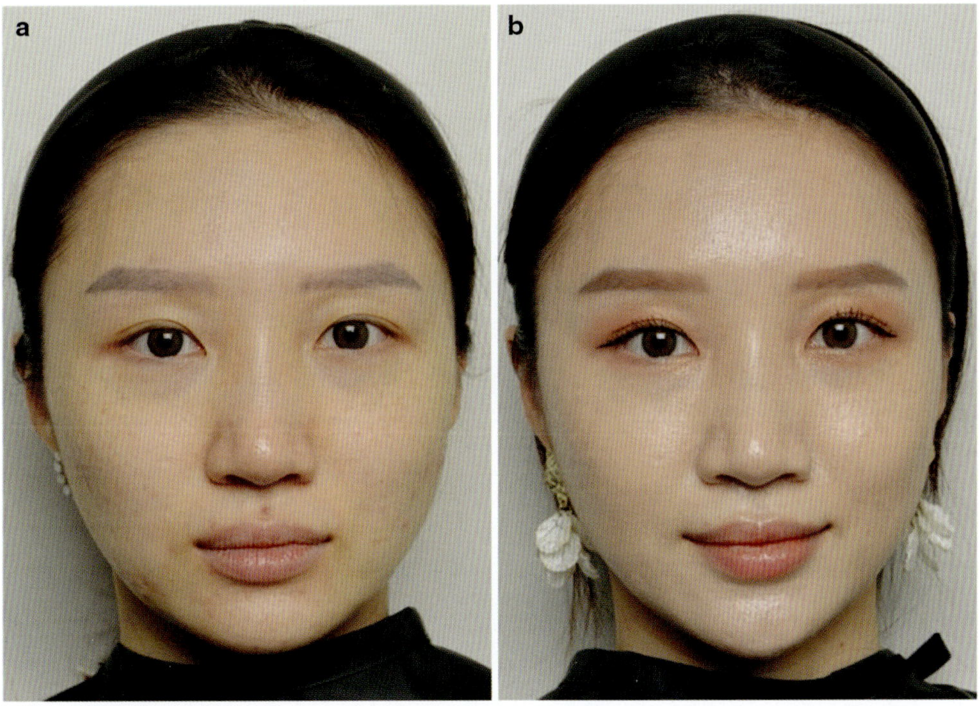

图 9.23　29 岁女性患者的口角提升术。(a)术前正面观。(b)术后 2 周正面观。患者上唇左侧部分凹陷,所以也对其进行了填充。

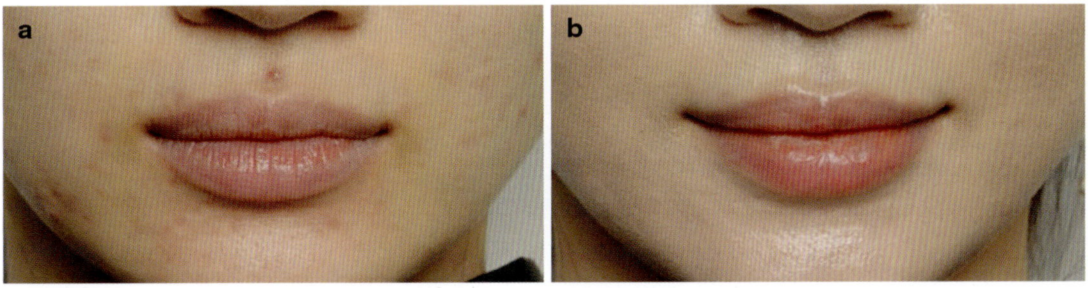

图 9.24　唇部注射前(a)和注射后(b)的特写照片。

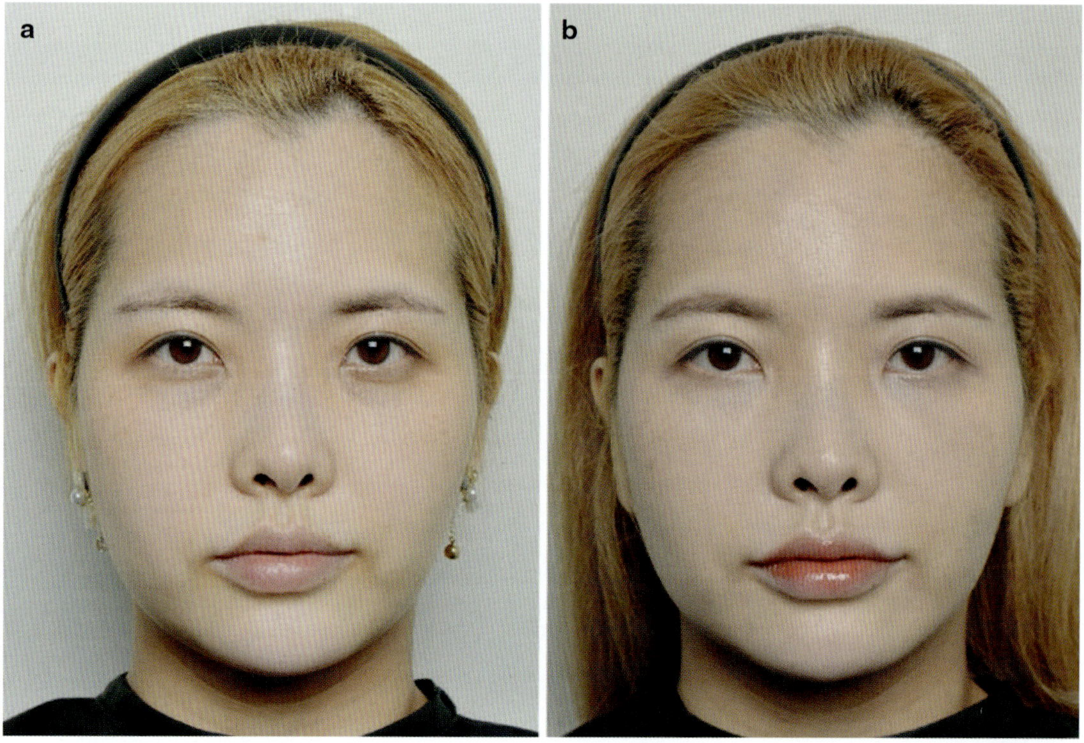

图 9.25 29 岁女性患者的口角提升术。(a)术前正面观。(b)术后 2 周正面观。患者还做了泪沟矫正。

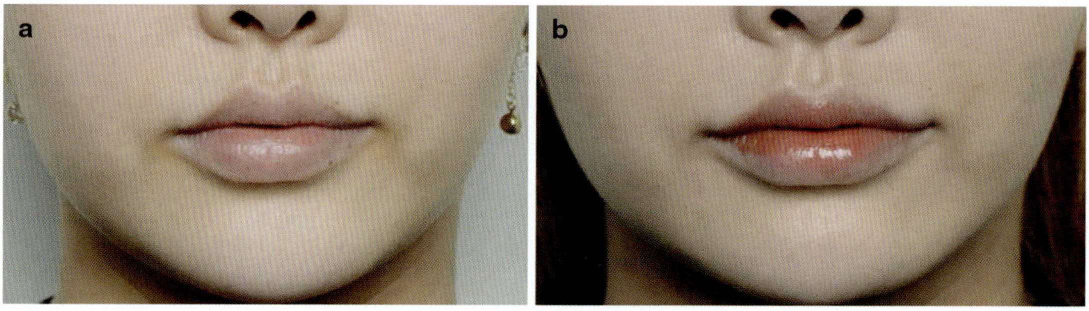

图 9.26 唇部注射前(a)和注射后(b)的特写照片。

参考文献

1. Gierloff M, Stöhring C, Buder T, Wiltfang J. The subcutaneous fat compartments in relation to aesthetically important facial folds and rhytides. J Plast Reconstr Aesthet Surg. 2012 Oct;65(10):1292–7.
2. Braz A, Humphrey S, Weinkle S, Yee GJ, Remington BK, Lorenc ZP, et al. Lower face: clinical anatomy and regional approaches with injectable fillers. Plast Reconstr Surg. 2015;136(5 Suppl):235s–57s.
3. Lee SH, Lee M, Kim HJ. Anatomy-based image processing analysis of the running pattern of the perioral artery for minimally invasive surgery. Br J Oral Maxillofac Surg. 2014 Oct;52(8):688–92.
4. Ricketts RM. Perspectives in the clinical application of cephalometrics. The first fifty years. Angle Orthod. 1981 Apr;51(2):115–50. https://doi.org/10.1043/0003-3219(1981)051<0115:PITCAO>2.0.CO;2.
5. Standring S. Gray's Anatomy. 40th ed. New York: Elsevier/Churchill Livingstone, 2008:484Y488.
6. Hur MS, Kim HJ, Choi BY, Hu KS, Kim HJ, Lee KS. Morphology of the mentalis muscle and its relationship with the orbicularis oris and incisivus labii inferioris muscles. J Craniofac Surg. 2013 Mar;24(2):602–4. https://doi.org/10.1097/

SCS.0b013e318267bcc5.

7. Guo X, Zhao J, Song G, Zong X, Zhang D, Lai C, Jin X. Unexpected bone resorption in mentum induced by the soft-tissue filler hyaluronic acid: a preliminary retrospective cohort study of Asian patients. Plast Reconstr Surg. 2020 Aug;146(2):147e–155e. https://doi.org/10.1097/PRS.0000000000006979.
8. Lee W, Yang EJ. Unexpected bone resorption in mentum induced by the soft-tissue filler hyaluronic acid: a preliminary retrospective cohort study of Asian patients. Plast Reconstr Surg. 2021 Jun 1;147(6):1063e–1064e. https://doi.org/10.1097/PRS.0000000000007926.
9. Buckingham ED, Glasgold R, Kontis T, Smith SP Jr, Dolev Y, Fitzgerald R, Lam SM, Williams EF, Pollei TR. Volume rejuvenation of the lower third, perioral, and jawline. Facial Plast Surg. 2015 Feb;31(1):70–9. https://doi.org/10.1055/s-0035-1544945.
10. Wang Q, Zhao Y, Li H, Li P, Wang J. Vascular complications after chin augmentation using hyaluronic acid. Aesthet Plast Surg. 2018 Apr;42(2):553–9. https://doi.org/10.1007/s00266-017-1036-3.
11. Tansatit T, Phumyoo T, Jitaree B, Sawatwong W, Sahraoui YME. Investigation of the presence and variation of the ascending mental artery: conventional dissections and ultrasonographic study. J Cosmet Dermatol. 2019 Dec;18(6):1821–9. https://doi.org/10.1111/jocd.12928.
12. de Maio M, Wu WTL, Goodman GJ, Monheit G, Alliance for the Future of Aesthetics Consensus Committee. Facial assessment and injection guide for botulinum toxin and injectable hyaluronic acid fillers: focus on the lower face. Plast Reconstr Surg. 2017 Sep;140(3):393e–404e. https://doi.org/10.1097/PRS.0000000000003646.
13. Peng JH, Peng HP. Classifications and injection strategy for lip reshaping in Asians. J Cosmet Dermatol. 2020 Oct;19(10):2519–28. https://doi.org/10.1111/jocd.13635.
14. Tonnard PL, Verpaele AM, Bensimon RH. Centrofacial rejuvenation, vol. III. Germany: Thieme. 2008.
15. Sahan A, Funda T. Four-point injection technique for lip augmentation. Acta Dermatovenerol Alp Pannonica Adriat. 2018 Jun;27(2):71–3.
16. Jeong TK. Mouth corner lift with botulinum toxin type a and hyaluronic acid filler. Plast Reconstr Surg. 2020;145(3):538e–41e.
17. Bae GY, Na JI, Park KC, Cho SB. Nonsurgical correction of drooping mouth corners using monophasic hyaluronic acid and incobotulinumtoxinA. J Cosmet Dermatol. 2020;19(2):338–45.

索 引